消化器科医のための

# アルコール臓器障害 診療マニュアル

編
吉治 仁志

減酒療法のススメ

JN047660

南江堂

# 執筆者一覧

## 編集

吉治　仁志　　奈良県立医科大学消化器代謝内科

## 執筆（執筆順）

竹井　謙之　　三重大学名誉教授／社会医療法人寿楽会 m・o クリニック

吉本　　尚　　筑波大学医学医療系地域総合診療医学

樋口　　進　　独立行政法人国立病院機構久里浜医療センター

宮田　久嗣　　東京慈恵会医科大学精神医学講座／医療法人社団光生会平川病院

堀江　義則　　医療法人社団慶洋会ケイアイクリニック

杠　　岳文　　独立行政法人国立病院機構肥前精神医療センター

湯本　洋介　　独立行政法人国立病院機構久里浜医療センター

福田　貴博　　医療法人見松会あきやま病院

星川　吉正　　日本医科大学附属病院消化器・肝臓内科

岩切　勝彦　　日本医科大学附属病院消化器・肝臓内科

井上　貴裕　　京都大学大学院医学研究科内科学講座消化器内科学分野

清水　孝洋　　京都大学大学院医学研究科内科学講座消化器内科学分野

妹尾　　浩　　京都大学大学院医学研究科内科学講座消化器内科学分野

趙　　利奈　　東京大学消化器内科

辻　　陽介　　東京大学消化器内科

藤城　光弘　　東京大学消化器内科

阪森亮太郎　　大阪大学大学院医学系研究科消化器内科学

竹原　徹郎　　大阪大学大学院医学系研究科消化器内科学

持田　　智　　埼玉医科大学消化器内科・肝臓内科

| | |
|---|---|
| 坂牧　　僚 | 新潟大学大学院医歯学総合研究科消化器内科学分野 |
| 寺井　崇二 | 新潟大学大学院医歯学総合研究科消化器内科学分野 |
| 小暮　禎祥 | 千葉大学大学院医学研究院消化器内科学 |
| 清野宗一郎 | 千葉大学大学院医学研究院消化器内科学 |
| 加藤　直也 | 千葉大学大学院医学研究院消化器内科学 |
| 永塚　　真 | 岩手医科大学内科学講座消化器内科分野 |
| 松本　主之 | 岩手医科大学内科学講座消化器内科分野 |
| 横山　佳浩 | 札幌医科大学医学部消化器内科学講座 |
| 仲瀬　裕志 | 札幌医科大学医学部消化器内科学講座 |
| 谷木　信仁 | 慶應義塾大学消化器内科 |
| 中本　伸宏 | 慶應義塾大学消化器内科 |
| 金井　隆典 | 慶應義塾大学消化器内科 |
| 菊田　和宏 | 東北大学大学院医学系研究科消化器病態学分野 |
| 正宗　　淳 | 東北大学大学院医学系研究科消化器病態学分野 |
| 原田　宜幸 | 神戸大学大学院医学研究科内科学講座消化器内科学分野 |
| 増田　充弘 | 神戸大学大学院医学研究科内科学講座消化器内科学分野 |
| 児玉　裕三 | 神戸大学大学院医学研究科内科学講座消化器内科学分野 |
| 小倉　雅仁 | 京都大学大学院医学研究科糖尿病・内分泌・栄養内科学 |
| 稲垣　暢也 | 京都大学大学院医学研究科糖尿病・内分泌・栄養内科学 |

# 序

　消化器疾患は対象が多臓器にわたるため非常に多くの疾患が診療の対象となります．これら消化器疾患に対する治療法は年々進歩しており，様々な領域で患者さんの予後が大きく改善しています．各種合併症に対する治療とともに，疾患の原因の根本的除去は実臨床において最も重要な課題です．アルコールは多くの消化器疾患の原因となることが知られています．日本人のアルコール摂取量は総量をみると近年減少傾向にあり，OECD加盟先進国の平均よりも少ないものの，アルコール摂取上位20％で比較すると世界で3番目に多い飲酒量となっています．日本人の多くは海外に比してアルコール代謝酵素活性が低いことから臓器障害をきたしやすいことは容易に想像できます．日本人におけるアルコール関連死因の実に87％が肝・消化器関連疾患であることが近年報告されており，消化器疾患を診療する医師にとってアルコールに対するマネジメントは日常診療において必要不可欠な課題となっています．

　しかし，日常診療において禁酒が必要であるにもかかわらず飲酒をなかなかやめられないアルコールの問題を抱えた患者に頻繁に遭遇します．これまではそうしたアルコール依存の強い患者の対応は主に精神科医や心療内科医が行ってきましたが，実臨床でこのような専門医外来への受診は専門機関の不足も相まってハードルが高く，治療ギャップが大きいものとなっていました．

　アルコールが原因となる臓器障害に対しては，禁酒することによって臓器障害のみならず予後の改善が認められますが，完全な禁酒を達成できる患者の割合は極めて限られており，いったん禁酒しても再飲酒を始める症例が多いため，非専門医にとっては治療介入が困難でし

た. 近年, 完全な禁酒ではなく飲酒量を減らすことにより臓器障害を軽減する, という「ハームリダクション」の概念が注目されています. これまで, 飲酒量低減治療薬はアルコール依存症の専門研修を受けた医師のみに処方が可能でしたが, 2021年に日本肝臓学会および日本アルコール・アディクション医学会によるeラーニング受講修了者であれば一般診療医もこの薬剤が処方できるようになり, アルコール性臓器障害患者の治療が大きく変わろうとしています.

　本書は, 一般の診療医を受診しているアルコールに問題を抱えた消化器疾患患者の治療補助としての禁酒・減酒について, 薬物療法から生活指導まで解説し, 消化器診療医が直面している問題を解決できる一冊となるようになっています. 減酒療法の概念から精神科専門医による治療のコツ, 各種臓器障害の治療法など消化器診療医に対する情報を適切かつコンパクトにまとめている本書を, 皆様の明日からの日常診療に役立てていただければ幸いです.

　2022年9月

吉治　仁志

# 目 次

# 1. はじめに

**ポイント**

● アルコールは肝疾患，膵疾患，食道・大腸癌など様々な消化器疾患の成因として重要である．

● アルコール性消化器疾患の背景には，アルコール依存症（使用障害）が存在する．アルコール関連問題も関与することから，それら多面的な問題点を理解し，診療にあたらねばならない．

● 断酒が困難な患者に対しては，飲酒量の低減を目標としたハームリダクションのアプローチが注目されエビデンスが集積されつつある．

● 本書は消化器科医が減酒療法に取り組むため必要な最新の知識やスキルに関して，それぞれの分野のエキスパートにより具体的・実践的に記述されている．

## 1. アルコールと消化器疾患

　わが国における国民1人あたりの年間アルコール消費量は，高度成長期を通して顕著な増加を示しましたが，1990年代をピークに漸減傾向にあり，2020年経済協力開発機構（OECD）の調査では純エタノール換算で約7.2L/年です．近年飲酒率は男女差が急速に縮まり，女性では若年層の増加が顕著です．1日平均アルコール摂取量60g以上（日本酒換算3合以上）の多量飲酒者は約860万人と推測されています[1]．

　過度の飲酒は，消化器，循環器，中枢・末梢神経系など様々な身体疾患を引き起こして，生命予後を脅かします[2]．アルコール性肝障害

（アルコール関連肝疾患），膵疾患，食道・大腸癌は，アルコールが惹起する代表的な消化器疾患です.

　肝障害の成因としてアルコール性の比率は増加していて，最近では肝硬変の約 25%[3]，肝細胞癌では約 20% がアルコールに起因すると推計されています[4]. アルコール性肝障害の死亡数は増加傾向にあり，人口動態統計によれば 2019 年には 5,480 人であり，そのうち約 80% がアルコール性肝硬変によります.

　わが国における調査研究では急性膵炎の成因はアルコールが 30% 強を占め，最大の成因でした. 多量飲酒は膵炎のみならず，膵癌の危険因子であり，メタ解析では，1 日 37.5 g 以上のエタノール摂取により膵癌のリスクが上昇します.

　エタノールとその代謝産物アセトアルデヒドによる発癌作用が知られ，飲酒は多臓器の癌の原因となります. WHO は飲酒が原因で発癌する臓器として口腔・咽頭，食道，喉頭，結腸・直腸，肝および女性の乳房をあげていて，飲酒量と発癌リスクには用量相関が認められます[5].

　日本人の約 40% がアルデヒド脱水素酵素 2 型（ALDH2）のヘテロ欠損型（少量の飲酒でも顔が赤くなるフラッシャー）であり，アセトアルデヒド分解能が低下していて，発癌リスクが高くなります. わが国の食道癌と頭頸部扁平上皮癌は多発重複発癌する傾向が顕著です[6]. また，大腸癌と飲酒量と関連を調査したメタ解析では男性，女性とも日本酒換算 1 合程度，アルコール量にして 23 g を超えれば大腸癌のリスクが上昇することが示されました. アルコールと大腸癌リスクの相関は欧米よりも日本人でより明瞭であることも示唆されています.

## 2. アルコール依存症（アルコール使用障害）とアルコール関連問題

　アルコール性消化器疾患の背景には，多くの場合にアルコール依存症（アルコール使用障害）が存在します. 依存症生涯経験者数は約 107 万人で，現在アルコール依存症者数は約 53 万人と推計されています.

そのうち治療を受けている患者数はわずか約5万人に過ぎず，依存症患者が適切な治療に結びついていないという治療ギャップが存在します．さらには医学・医療的側面だけではなく，アルコール関連問題の諸要素も関与することから，それら多面的な問題点を理解し，同症の診療にあたらねばなりません．

　国際的にアルコール関連問題が重要性を増していることを受けて，WHOは2010年に「アルコールの有害事象に対する世界的な治療戦略」を策定しました．わが国でも2014年6月，「アルコール健康障害対策基本法」が施行され，2016年にはアルコール健康障害対策推進基本計画が発表されました[7]．アルコール関連問題に対する国際機関や国による本格的な取り組み，病態解明と薬物治療の進展ならびに医療連携を推進する環境整備など，アルコール医学・医療は様々な面で新たな展開期を迎えています．

# 3. ハームリダクション

　アルコール性消化器疾患の治療の基本は断酒の達成とその継続です．しかし，断酒を治療目的とすることに抵抗感を持ち，治療ギャップを生じる一因となっています．

　近年は断酒が困難な患者に対しては，飲酒量の低減を目標とした治療が世界的に広まっています．飲酒量低減により臓器障害の軽減を図る，ハームリダクション（harm reduction）の有効性が示唆されています．

　多量飲酒者を対象に飲酒量低減と死亡率の関係を検討したフランスの無作為化比較試験のRCTでは，ベースライン時に純アルコールとして1日96gを摂取している40歳男性をモデルとして，アルコール量を減少させた場合の死亡率の変化を算出しました．アルコール摂取量を半分に減らすことで，1万人あたりの年間死亡者数は3分の1以下に減っており，アルコールの減少量が大きいほど死亡率が低下することが示されました（**図1**）[8]．

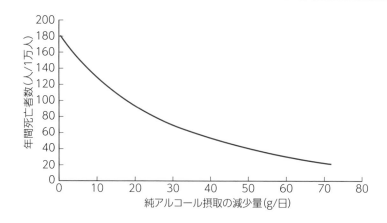

**図1 飲酒量低減と死亡率の関係（海外データ）**
(Rehm J, Roerecke M. Alcohol Alcohol 2013; 48: 509-513 より作成)

　アルコール性肝障害において減酒の継続により肝脂肪化や肝逸脱酵素値の明らかな改善に加え，糖・脂質代謝の改善を示す症例が認められます（図2）[9]．

　このように，断酒のみならず，飲酒量低減も死亡率低下や臓器障害改善に有用です．しかし，臓器障害が進展している場合では必ず断酒を目標とした治療を選択しなければなりません．

　日本においても，2018年に出版された「新アルコール・薬物使用障害の診断治療ガイドライン」において，飲酒量低減が治療目標になりうると記載され，その際の治療薬物としてナルメフェンの使用が推奨されています[10]．ナルメフェンは中枢神経系に存在するオピオイド受容体調節作用を介して飲酒欲求を抑え，飲酒量を低減します．心理社会的治療（集団および個人精神療法，アルコール自助グループへの参加などを含む．精神科専門医や自助グループと連携して行う）を併用します．ナルメフェンの薬剤料算定に関して，従来「重度アルコール依存症入院加算の算定にあたり求められる研修」修了が求められましたが，合宿研修であり，内科系医師にとってはハードルが高いものでした．厚

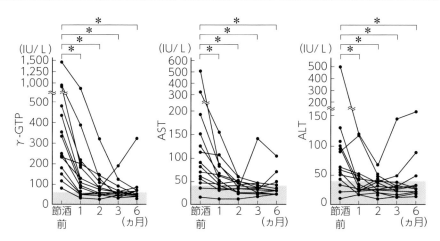

基準値
* p＜0.01（paired student t 検定）
飲酒量（純アルコール g/日・中央値）：
　節酒前（ベースライン）：140
　1ヵ月後：19.5
　2ヵ月後：28.0
　3ヵ月後：32.0
　6ヵ月後：32.0

目的：アルコール性肝障害における節酒の肝
　　　機能等身体に及ぼす影響を検討する
対象：アルコール性肝障害患者14例（年齢
　　　中央値：52歳，男性12例）
方法：飲酒量低減による肝機能への影響を後
　　　方視的に検討した

**図2　アルコール性肝障害患者における飲酒量低減と肝機能改善**
（藤田尚己ほか．日本アルコール・薬物医学会雑誌 2013; 48: 32-38 より引用）

生労働省に要望を提出し 2021 年秋から日本肝臓学会および日本アル
コール・アディクション医学会による「e ラーニング」を受講すること
でナルメフェンの処方が可能になりました．詳細を図 3 に示しました
が[11]，アルコール依存症の診断と治療に関する 9 項目から構成された
約 2 時間 30 分＋確認テストからなる e ラーニングです．
　本書を編集された吉治仁志先生のもと，アルコール性肝障害/依存症
を有する患者に対するナルメフェンによる飲酒量低減治療の有効性と
安全性を検証する多施設共同研究が企画されており，エビデンス創出
が待たれます．

■配信内容・スケジュール・受講料

| | 内　容 | 受講時間 | 講　師 |
|---|---|---|---|
| 1 | アルコール問題に関する法令・政策・ガイドライン | 11分 | 樋口　進<br>（久里浜医療センター） |
| 2 | アルコール依存症の概要と診断 | 23分 | 齋藤利和<br>（札幌医科大学） |
| 3 | アルコールと健康障害（臓器疾患） | 17分 | 坂本直哉<br>（北海道大学） |
| 4 | アルコールと健康障害（精神疾患） | 9分 | 齋藤利和<br>（札幌医科大学） |
| 5 | 治療目標の選択 | 28分 | 宮田久嗣／吉治仁志<br>（東京慈恵会医科大学／奈良県立医科大学） |
| 6 | 断酒治療・自助グループ | 25分 | 宮田久嗣／杠岳文<br>（東京慈恵会医科大学／肥前精神医療センター） |
| 7 | 飲酒量低減治療 | 19分 | 樋口　進<br>（久里浜医療センター） |
| 8 | 心理社会的治療 | 13分 | 堀江義則<br>（湘南慶育病院） |
| 9 | 心理社会的治療解説動画 | 13分 | ― |

受講・修了証発行期間（アカウントの有効期限）
　　　決済完了から，30日間となります．
　　　＊ 30日を過ぎると，受講や修了証の発行ができなくなります．
　　　＊ また，有効期限後の再受講には別途受講料が必要になります．

**図3　アルコール依存症の診断と治療に関するeラーニング研修**
（https://gakken-meds.jp/alc/ より引用）

# 4. アルコール性消化器疾患の背景に存在するアルコール依存症（アルコール使用障害）にどのようにアプローチするか？

　　アルコール依存症はその背景に家庭的，社会的，経済的な問題（アルコール関連問題）を抱えていることが多く，主治医は精神科専門医・専門施設，家族・友人，アルコール自助グループ，そして福祉保健行政機関など社会資源につなぎ，連携して医療にあたる必要があります．

　　消化器科医は日常診療において，アルコール性消化器疾患を多く診ており，断酒・減酒が必要であるにもかかわらず「飲酒をなかなかやめ

られない」というアルコールの問題を抱えた患者に頻繁に遭遇します．依存症という「根幹」に介入するスキルに乏しく，精神科専門医との連携についても情報や経験が少ないこと，加えてアルコール性疾患は多臓器にわたることが多いことも，専門分化が進む実地診療の場での依存症への対応を難しくしています．

　本書「消化器科医のためのアルコール臓器障害診療マニュアル」はこのような現状に鑑み，吉治先生の企画編集によるまさに時機を得た刊行であります．消化器科医が減酒療法に取り組むため必要な最新の知識やスキルに関して，それぞれの分野のエキスパートにより具体的・実践的に記述されています．非専門医の理解を助ける「アルコール依存症（アルコール使用障害）」の基本知識，その拾い上げ，専門医への紹介のタイミングとその具体的な手順など，消化器科医にとって今まで得ることが難しかった貴重な情報です．また，個々のアルコール関連消化器系疾患について最新のエビデンスのみならず減酒療法の視点から具体的な対応ポイントがまとめられています．薬物療法から生活指導までを網羅し，今まで消化器科医が直面していても前に進みにくかった問題への対処法をガイドしてくれる画期的な手引書であり，減酒療法の推進によるアルコール性臓器障害の治療が進むと期待します．

## 文献

1) 尾崎米厚ほか．わが国の成人飲酒行動及びアルコール症に関する全国調査．アルコール研究と薬物依存 2005; **40**: 455-470
2) 竹井謙之（企画）．特集アルコール医学・医療の最前線 2021 UPDATE．別冊・医学のあゆみ，医歯薬出版，2021
3) Enomoto H, et al. Transition in the etiology of liver cirrhosis in Japan: a nationwide survey. J Gastroenterol 2020; **55**: 353-362
4) Enomoto H, et al. The transition in the etiologies of hepatocellular carcinoma-complicated liver cirrhosis in a nationwide survey of Japan. J Gastroenterol 2021; **56**: 158-167
5) Bagnardi V, et al. Alcohol consumption and site-specific cancer risk: a comprehensive dose-response meta-analysis. Br J Cancer 2015; **112**: 580-593
6) Katada C, et al. Alcohol consumption and multiple dysplastic lesions increase risk of squamous cell carcinoma in the esophagus, head, and neck. Gastroenterology 2016; **151**: 860-869
7) 厚生労働省．アルコール健康障害対策
https://www.mhlw.go.jp/stf/seisakunitsuite/bunya/0000176279.html

8) Rehm J, Roerecke M. Reduction of drinking in problem drinkers and all-cause mortality. Alcohol Alcohol 2013; **48**: 509-513

9) 藤田尚己ほか．アルコール性肝障害における肝機能等身体に及ぼす飲酒量低減の効果．日本アルコール・薬物医学会雑誌 2013; **48**: 32-38

10) 新アルコール・薬物使用障害の診断治療ガイドライン作成委員会（監修），樋口進ほか（編）．新アルコール・薬物使用障害の診断治療ガイドライン，新興医学出版社，2018

11) https://gakken-meds.jp/alc/

# 2. 非専門医のための「アルコール依存症（アルコール使用障害）」拾い上げのコツ

**ポイント**

●アルコールの問題を拾い上げるために適切なスクリーニングが必要.
●飲酒量を丁寧に問診することで治療効果判定にも役立つ.
●AUDIT-C や AUDIT といった質問票の使用も診療の助けになる.

## 1. アルコール依存症（アルコール使用障害）を持つ患者は想像以上に多い

　　診療所や病院内科外来などでのアルコール問題の頻度について伴らが行った調査では，診療場所の違い（診療所と病院）による有意差はなく，新患患者の男性12.6％，女性の1.9％が問題飲酒者でした[1]．また，診療所受診者における問題飲酒の頻度の推定，臨床症候と問題飲酒との関連についての認識度についての調査研究では，先ほどの男性の問題飲酒者の頻度（12.6％）に対して，診療所勤務医師の回答はわずかに0.6％でした[2]．つまり，医師は自身の外来には問題飲酒者はほとんど来ていないと考えていることがわかります．また，認識度とアルコール関連症候の関係では，手のふるえや肝腫大，せん妄，全身倦怠感，不眠，記憶障害など肝障害や精神・神経障害に関連する症候で認識度が高く，高血圧や発汗，易出血性，不整脈などの症候では認識度

が低いことが明らかになりました[2]．このように，実際の現場には医師の「印象」以上にアルコール問題を抱えた患者は沢山おり，以下に示す効果的なスクリーニング手法を知っておかないと見逃す可能性があります[3]．

## 2. アルコール依存症（アルコール使用障害）拾い上げのポイント

　すべての問題解決は，問題の発見から始まります．アルコールの問題のスクリーニングによって，①飲み過ぎの状態（危険な飲酒），②アルコールによって身体的・精神的な問題が生じている状態（有害な飲酒），③アルコール依存症の状態であることの3つの分類がおおまかにできると，その後の対処がしやすくなります．アルコールの問題は図1に示すように境界があいまいな，連続性を持つスペクトラムで表現されます[4]．また，表1に示すように，米国を中心に用いられるアルコール使用障害という診断名は，ヨーロッパを中心とする有害な飲酒とアルコール依存症の両方をカバーする診断名となっています．これらの分類は，以下のような飲酒量のチェックや，AUDIT（the Alcohol Use Disorder Identification Test）といった質問票を用いて行うことが一般的です．

### a）飲酒量

　飲酒量の情報は，現時点での飲酒量と，過去からの飲酒量の変化に分かれます．現時点での飲酒量は危険な飲酒以上なのか，危険の少ない飲酒以下であるのかを区別する材料として有益な一方，過去からの飲酒量の変化は耐性の存在やコントロール障害といったアルコール依存症を判断するために重要な要素となります．

　酒類は非常に種類が多く，多様であるため，異なる酒類の飲酒量比較には純アルコール量でグラム換算することが推奨されます．純アルコールは（量×アルコール度数×比重）で計算され，たとえば5％の

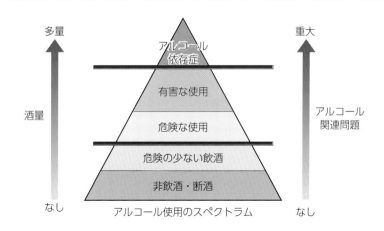

**図1　アルコール使用の連続性**

（吉本　尚．いまどきの依存とアディクション─プライマリ・ケア／救急における関わりかた入門，松本俊彦ほか（編），南山堂，2015: p.198-203より引用）

**表1　アルコールの問題に関する診断名などの用語整理**

| 用語 | 定義 | 別定義 |
|---|---|---|
| アルコール依存症 | アルコール依存形成，精神的・身体的機能の持続・慢性障害（ICD-10） | アルコール使用障害（DSM-5）軽度，中等度，重度に分かれ，中等度以上がアルコール依存症にあたる |
| 有害な飲酒 | 飲酒により精神的・身体的な問題が生じている状況（ICD-10） | |
| 危険な飲酒 | 飲酒者や他者に対する有害事象の危険が高まるアルコール摂取パターン（WHO） | |

（吉本　尚．いまどきの依存とアディクション─プライマリ・ケア／救急における関わりかた入門，松本俊彦ほか（編），南山堂，2015: p.198-203より引用）

ビール 500 mL に含まれる純アルコール量は 500（mL）×0.05（度数）×0.8（換算係数）＝20 g となります．自身で割って飲むタイプのアルコール含有飲料，たとえば焼酎などでは計算が難しかったり，酔っていてどれくらいの量で割ったのか患者が覚えていなかったりすることも多いので，焼酎1本の含有量（720 mL，1.8 L，4 L など）とアルコー

ル濃度（20%，25%など）を確認し，それが何日でなくなるかを聞くと酒量を把握しやすいでしょう．

　飲酒量をさらに正確に把握するためには，1日の飲酒回数や平日，休日，飲み会の有無などといった飲酒量の変化にも注目しましょう．日本では一般的に夜に飲む習慣を持つ者が多いといえますが，依存度が高くなると，朝や昼に飲む者もみられます．また，平日と休日，飲み会の有無で飲酒量が変わる患者も多いと考えられます．そういった変化に注目できると，飲酒量を減らすための介入を行った際の治療効果判定が適切に行える可能性が高まります．

## b）AUDIT-C（表2）[5]

　AUDIT-C（the Alcohol Use Disorder Identification Test-Consumption）は，WHO（世界保健機関）の開発した多国籍で使用可能な国際的な質問票であるAUDITの，10問のスクリーニングツールの最初の3つの質問です．「あなたはアルコール含有飲料をどのくらいの頻度で飲みますか？」，「飲酒するとき，通常どれくらいの量を飲みますか？」，

表2　AUDIT-C（the Alcohol Use Disorders Identification Test -Consumption）

WHOの作成したオリジナルのAUDITは問2が1～2ドリンクとなっているが，飲酒しないものが回答できないため，筆者は0～2ドリンクと変換して使用している．

| 問1　あなたはアルコール含有飲料をどのくらいの頻度で飲みますか． | | |
|---|---|---|
| 飲まない（0点） | 1ヵ月に1回以下（1点） | 1ヵ月に2～4回（2点） |
| 1週に2～3回（3点） | 1週に4回以上（4点） | |

| 問2　飲酒するときには通常どのくらいの量を飲みますか． | | |
|---|---|---|
| 0～2ドリンク（0点） | 3～4ドリンク（1点） | 5～6ドリンク（2点） |
| 7～9ドリンク（3点） | 10ドリンク以上（4点） | |

| 問3　1回に6ドリンク以上飲酒することがどのくらいの頻度でありますか． | | |
|---|---|---|
| ない（0点） | 1ヵ月に1回未満（1点） | 1ヵ月に1回（2点） |
| 1週に1回（3点） | 毎日あるいはほとんど毎日（4点） | |

（中澤一弘ほか．総合診療専門医のカルテプロブレムリストに基づく診療の実際，横林賢一（編），中山書店，2015：p.64-65より作成）

「一度に6ドリンク以上飲酒することがどれくらいの頻度でありますか？」という3つの質問で，それぞれ0〜4点の点数づけがなされ，合計12点満点です．日本では1ドリンクは純アルコール10 gに相当し，たとえば前述した5％ビール500 mLは純アルコール20 g＝2ドリンクとなります．AUDIT-Cは男性5点以上，女性4点以上だと危険な飲酒以上にあてはまり，介入が必要となる者が同定できますが，依存症の判断には不向きです．定期飲酒量過多（男性280 g/週以上，女性168 g/週以上）の同定に関して，男性5点以上で感度89％，特異度74％，女性4点以上で感度91％，特異度87％であり，一時的多量飲酒者（週1回以上，1回純アルコール60 g以上の飲酒機会）の同定に関しては，男性5点以上で感度85％，特異度69％，女性4点以上で感度90％，特異度85％です[6]．

## c) AUDIT (表3)[7]

AUDIT（the Alcohol Use Disorder Identification Test）は前述したAUDIT-Cにあたる飲酒量の質問3つに加え，アルコール依存症に関する質問4つと有害な飲酒に関する質問3つ，合計10個の質問からなる質問票です．AUDIT-Cと同様に，ほかの7つの質問にもそれぞれ0〜4点の点数がつけられており，AUDITは合計40点満点です．AUDITの利点は，ひとつの質問票で危険な飲酒以上かだけでなく，アルコール依存症か否かのスクリーニングも行えるところです．危険な飲酒の同定においてAUDIT 8点以上で感度57〜97％，特異度78〜96％[8]，アルコール依存症の同定においてAUDIT 15点以上で感度80.0％，特異度87.9％です[9]．筆者は，問4〜10の質問の回答をみながら，「どんな罪悪感を持ちましたか？（問7）」「誰に，どのように言われましたか？（問10）」などと，患者家族とコミュニケーションを取るツールとしても活用しています．

## 表 3　AUDIT 日本語版

問 1 〜 3 は表 2 AUDIT-C と同じであるため割愛した

**問 4　過去 1 年間に，飲み始めるとやめられなかったことが，どのくらいの頻度でありましたか．**

| ない（0 点） | 1 ヵ月に 1 回未満（1 点） | 1 ヵ月に 1 回（2 点） |
|---|---|---|
| 1 週に 1 回（3 点） | 毎日あるいはほとんど毎日（4 点） | |

**問 5　過去 1 年間に，普通だと行えることを飲酒していたためにできなかったことが，どのくらいの頻度でありましたか．**

| ない（0 点） | 1 ヵ月に 1 回未満（1 点） | 1 ヵ月に 1 回（2 点） |
|---|---|---|
| 1 週に 1 回（3 点） | 毎日あるいはほとんど毎日（4 点） | |

**問 6　過去 1 年間に，深酒の後体調を整えるために，朝迎え酒をせねばならなかったことが，どのくらいの頻度でありましたか．**

| ない（0 点） | 1 ヵ月に 1 回未満（1 点） | 1 ヵ月に 1 回（2 点） |
|---|---|---|
| 1 週に 1 回（3 点） | 毎日あるいはほとんど毎日（4 点） | |

**問 7　過去 1 年間に，飲酒後罪悪感や自責の念にかられたことが，どのくらいの頻度でありましたか．**

| ない（0 点） | 1 ヵ月に 1 回未満（1 点） | 1 ヵ月に 1 回（2 点） |
|---|---|---|
| 1 週に 1 回（3 点） | 毎日あるいはほとんど毎日（4 点） | |

**問 8　過去 1 年間に，飲酒のため前夜の出来事を思い出せなかったことが，どのくらいの頻度でありましたか．**

| ない（0 点） | 1 ヵ月に 1 回未満（1 点） | 1 ヵ月に 1 回（2 点） |
|---|---|---|
| 1 週に 1 回（3 点） | 毎日あるいはほとんど毎日（4 点） | |

**問 9　あなたの飲酒のために，あなた自身かほかの誰かがけがをしたことがありますか．**

| ない（0 点） | あるが，過去 1 年にはなし（2 点） | 過去 1 年間にあり（4 点） |
|---|---|---|

**問 10　肉親や親戚，友人，医師，あるいはほかの健康管理にたずさわる人が，あなたの飲酒について心配したり，飲酒量を減らすように勧めたりしたことがありますか．**

| ない（0 点） | あるが，過去 1 年にはなし（2 点） | 過去 1 年間にあり（4 点） |
|---|---|---|

（吉本　尚．JIM: Journal of Integrated Medicine 2013; 23: 943-945 より作成）

## 文献

1) 伴　信太郎ほか．アルコール関連障害に関するプライマリ・ケア多施設協同研究―プライマリ・ケアにおける問題飲酒者の頻度．日本醫事新報 1999; 3945: 37-43
2) Kitamura K, et al. Recognition of alcohol-related problems by primary care physicians in Japan. Jpn J Prim Care 2001; 24: 104-110
3) 大塚貴博ほか．プライマリケア医にできるアルコール使用障害の介入．医学のあゆみ 2015; 54: 979-982

4) 吉本　尚．プライマリ・ケア医ならできるアルコール問題への予防介入．いまどきの依存とアディクション―プライマリ・ケア／救急における関わりかた入門，松本俊彦ほか（編），南山堂，2015: p.198-203

5) 中澤一弘ほか．青年期 4 アルコール．総合診療専門医のカルテプロブレムリストに基づく診療の実際，横林賢一（編），中山書店，2015: p.64-65

6) Osaki Y, et al. Reliability and validity of the alcohol use disorders identification test -consumption in screening for adults with alcohol use disorders and risky drinking In Japan. Asian Pac J Cancer Prev 2014; **15**: 6571-6574

7) 吉本　尚．【見逃してはいけない！アルコール関連問題】知っておきたいアルコール問題への対応方法　SBIRT．JIM: Journal of Integrated Medicine 2013; **23**: 943-945

8) Fiellin DA, et al. Screening for alcohol problems in primary care: a systematic review. Arch Intern Med 2000; **160**: 1977-1989

9) 廣　尚典ほか．問題飲酒指標 AUDIT 日本語版の有用性に関する検討．日本アルコール・薬物医学会雑誌 1996; **31**: 437-450

# 3. 減酒療法（ハームリダクション）て何？

## ポイント

● アルコールのハームリダクションは通常減酒によって達成される.
● 多量飲酒，アルコール依存症ともに減酒により健康・社会問題のリスクが低減する.
● アルコール依存症は軽症であれば減酒が可能で，その状態は長期に安定していると示唆されている.
● アルコール依存症の大きな治療ギャップの解消に減酒療法が役立つ.
● アルコール依存症の治療目標として減酒を認めた新診断・治療ガイドラインが公表されている.

## 1. ハームリダクションとは

　ハームリダクションは，もともと薬物依存から出てきた概念です. 地球上から依存薬物を根絶することはできないので，薬物使用から派生する問題の軽減を目的とした対策や活動を意味します[1]. たとえば，薬物乱用者への新しい注射器や針の提供，安全に薬物が使用できる場所の提供，より依存性の低い代替薬物の提供，などです. アルコールもこれと同じ考え方が適用されますが，特にアルコールの場合には減酒によってハームリダクションが達成されると理解されています.

# 2. 減酒の効果と酒減目標

## a）減酒と健康リスク

　WHO（世界保健機関）は，2016 年にアルコールにより 1 億 3,300 万の障害調整生存年が失われ，これは，世界の疾病負荷の 5.1％にあたる，と報告しています[2]．また，最近出版された大きな疾病負荷に関する研究では，健康のリスクは飲酒量の増加とともに上昇すること，言い換えれば，酒減によりリスクが改善することを示しています[3]．また，飲酒が引き起こす家族・社会問題も多岐にわたり，家庭内暴力，虐待，事故，経済的問題，飲酒運転などがあげられますが，いずれも減酒・断酒でリスクが下がります．WHO は飲酒の危険度を，1 日あたりの平均飲酒量をもとに，**表 1** のように 4 段階に分類しています．アルコール依存症のリスクに関し，米国で行われた大規模実態調査（National Epidemiologic Survey on Alcohol and Related Conditions: NESARC）において，減酒のレベルが WHO 分類のどのレベルであっても，1 レベル下がると，3 年後のアルコール依存症の発症率が有意に下がる，と報告されています[4]．すなわち，アルコール依存症のリスクも減酒によって低下するというわけです．

**表 1　飲酒量に基づくリスクレベル（drinking risk level, DRL）**

| リスクレベル（DRL） | 1 日平均飲酒量（純アルコール換算） | |
|---|---|---|
| | 男性 | 女性 |
| 低リスク（Low） | 1〜40g | 1〜20g |
| 中リスク（Medium） | 41〜60g | 21〜40g |
| 高リスク（High） | 61〜100g | 41〜60g |
| 超高リスク（Very high） | 101g 以上 | 61g 以上 |

b）減酒目標

　さて，減酒の目標はどこに置いたらよいでしょうか．様々な目標が示唆されていますが，ここでは，厚生労働省の推奨する「生活習慣病のリスクを上げる飲酒」量を紹介します．この数値は厚生労働省が進める国民的健康運動である健康日本 21 の健康指標のひとつです．この飲酒量とは，1 日の平均飲酒量が男性 40 g 以上，女性 20 g 以上なので，減酒の目標はこれらの数値未満にする，ということです．しかし，これはあくまでも一般的な目標値です．多量飲酒者に対する簡易介入やアルコール依存症者に対する減酒治療では，本人の達成可能なレベルを，当面の減酒目標にすることが多いでしょう．この点については，本特集の減酒の実際に関する論文を参照してください．


# 3. アルコール依存症とその診断ガイドライン

　継続する大量飲酒とそれに伴う健康・社会問題が混在する状態をアルコール依存症と呼びます．わが国では，アルコール依存症の診断には WHO が策定した国際疾病分類第 10 版（ICD-10）の診断ガイドラインが使用されています[5]．このガイドラインは表 2 のように 6 項目からなり，すべての依存物質に共通したものです．診断項目は漠然としているので，表中の例を参照してください[7]．これら 6 項目のうち，過去 12 ヵ月間のどこかで 3 項目以上が同時に 1 ヵ月以上続いた，または 12 ヵ月間に繰り返し起こった場合にアルコール依存症と診断します．消化器内科の医師がこのガイドラインを使用することは少ないかもしれませんが，参考として記載しました．2022 年 1 月に発効した WHO の ICD-11 では，アルコール依存症の診断はさらに簡素化されて，3 項目に減りました．これについては，また，別の機会に取り上げられるでしょう．

## 表2　ICD-10によるアルコール依存症の診断ガイドライン

| | 項目 | 説明 | 例 |
|---|---|---|---|
| 1 | 渇望 | 使用したいという強烈な欲求 | • 仕事中に酒のことばかり考えている<br>• 万難を排して酒を入手する |
| 2 | コントロール障害 | 飲酒行動を制御することが困難 | • 飲酒前に決めていた量を超えてしばしば飲酒する<br>• いつも泥酔するまで飲む |
| 3 | 離脱症状 | 断酒や節酒による離脱症状の出現，または，離脱症状の軽減のために飲酒 | • 激しい悪心・嘔吐，手指振戦，寝汗，発熱，頻脈，てんかん発作，幻覚<br>• 離脱症状を軽減するために飲酒する |
| 4 | 耐性の増大 | 当初得られた酩酊効果を得るために，飲酒量増加 | • たくさん飲まないと酔えない<br>• 飲酒量が大幅に増えている [a] |
| 5 | 飲酒中心の生活 | 飲酒のために，本来の生活を犠牲にする，飲酒に関係した行為や飲酒の影響からの回復に費やす時間が増加 | • 一日中酔いが続いている，もしくは酔いからさめるのに多くの時間を要する．<br>• 仕事，学業，趣味などの活動より飲酒を優先させる |
| 6 | 問題が出ているが使用を継続 | 心身あるいは家庭・社会生活に問題が生じているが，飲酒を継続 | • 医師に止められているが飲酒する<br>• 自分でも酒量を減らさなければならないと思うが減らせない |

診断：過去12ヵ月間のどこかで上記の3項目以上が同時に1ヵ月以上続いた，または繰り返し起こった場合にアルコール依存症と診断する．

[a] 飲酒量が1日平均純アルコール換算で，男性61g以上，女性41g以上，かつ習慣的に飲み始めた頃より50%以上増えているのはひとつの目安．

# 4. 治療ギャップ

## a）アルコール依存症の治療ギャップ

　本来治療を受けなければならない人のなかで治療を受けていない人の数または割合は治療ギャップと呼ばれています．世界各地の精神疾患の治療ギャップに関する論文によれば，このギャップが最も大きいのはアルコール依存症と報告されています[6]．アルコール依存症の大きな治療ギャップはわが国でもみられています．3年に一度厚生労働省が行っている患者調査によれば，医療機関を受診したアルコール依

存症の総患者数は，平成 26 年は 4.9 万人，平成 29 年は 4.6 万人でした．これらの数値は，アルコール依存症の推計数に比べてはるかに小さいと推定されます．

b）治療ギャップを埋める方法

　アルコール依存症の治療ギャップを小さくすれば，より多くの患者がアルコール依存症の治療を受けることになり，結果として改善する患者が増えると推測されます．では，どのようにしてこのギャップを解消させるのでしょうか．まず，医療連携の促進があげられます．多忙なことは知りつつも，アルコール依存症の受診数が多い消化器内科からアルコール依存症の専門外来への紹介は大いに期待されるところです．しかし，アルコール依存症専門外来の敷居は高いので，これを下げる努力も必要です．従来は断酒一辺倒だった治療目標に減酒を加え，治療の柔軟性を高めることは，患者の受診インセンティブを上げることに大いに役立つでしょう．また，軽症の患者を消化器内科や一般精神科で診療してもらえると，治療ギャップは大いに改善するでしょう．

# 5. アルコール依存症の減酒療法

a）アルコール依存症の減酒について

　アルコール依存症の治療目標は，断酒の達成とその継続が最も安全かつ安定的です．今までわが国のほとんどの医療機関ではこの目標を堅持してきました．しかし，ヨーロッパなどでは，古くから減酒もその目標となっていました．アルコール依存症の治療目標として減酒が可能かどうかの予測要因に関する研究も行われており，最も重要な要因は依存レベルが低いこと，すなわち軽症とのことです[7]．しかし残念ながら，減酒可能な依存レベルを示す指標は明らかになっていません．後述の新診断・治療ガイドラインでは，既述の ICD-10 の診断合致

### 表3　治療目標として断酒が必要なケース

- 入院による治療が必要な患者
- 依存症が重症な患者（たとえば ICD-10 の基準で 5 項目以上満たす場合）
- 飲酒に伴って生じる問題が重篤で社会・家庭生活が困難な患者
- 臓器障害が重篤で飲酒により生命に危機があるような患者
- 緊急の治療を要するアルコール離脱症状（振戦せん妄，けいれん発作，幻覚など）のある患者
- 断酒を希望する患者

項目数が少ないことやアルコール依存症などのスクリーニングテストである AUDIT（Alcohol Use Disorders Identification Test）の点数が低いことが示唆されていますが，根拠に乏しいのが実情です．逆に**表3**に示す断酒が必須の患者の特徴を，減酒可能な患者の除外基準に使用することもできるでしょう[8]．

　ところで，アルコール依存症の減酒は実際に可能なのか，また，減酒によるメリットはあるのでしょうか．米国で実施された大規模な臨床研究によると，軽症のアルコール依存症者は減酒が可能であり，その状態は長期に安定していること，また，減酒（飲酒リスクレベル，DRL の低下）により健康・社会問題が明確に改善することが示唆されています[9,10]．

## b）新診断・治療ガイドライン

　厚労科研と依存症関連2学会が共同してアルコール・薬物関連障害の新診断・治療ガイドラインを作成し，2018 年に出版しました[11]．このガイドラインにはじめて，減酒がアルコール依存症の治療目標になりうることが明記されました．その部分の推奨事項の抜粋を**表4**にまとめてあります．このガイドラインはまた，軽症のアルコール依存症にターゲットをあてた診断や治療方法を具体的に解説しています．軽症の患者の消化器内科での治療に役立ててください．

## 表4 アルコール依存症の治療目標に関する推奨事項（抜粋）

- 軽症の依存症[a]で明確な合併症を有しないケースでは，患者が断酒を望む場合や断酒を必要とするその他の事情がない限り，飲酒量低減も目標になりうる．
- 理想的には，男性では1日平均40g以下の飲酒，女性では平均20g以下の飲酒が飲酒量低減の目安になる[b]．
- 上記目安にかかわらず，飲酒量の大幅な低下は，飲酒に関係した健康障害や社会・家族問題の軽減につながる．

[a] 依存症の重症度に関する統一的見解はない．既述のICD-10の診断項目を満たした数やAUDITの点数などが参考になる．
[b] この目安は，厚生労働省による第二次健康日本21の「生活習慣病のリスクを上げる飲酒」の基準をもとに作成した．
（新アルコール・薬物使用障害の診断治療ガイドライン作成委員会（監修），樋口　進ほか（編）．新アルコール・薬物使用障害の診断治療ガイドライン，新興医学出版社，2018より抜粋）

# 文献

1) Drucker E, et al. Treating addiction: harm reduction in clinical care and prevention. J Bioeth Inq 2016; **13**: 239-249
2) World Health Organization (WHO). Global Status Report on Alcohol and Health 2018, WHO, 2019
3) GBD 2016 Alcohol Collaborators. Alcohol use and burden for 195 countries and territories, 1990-2016: a systematic analysis for the Global Burden of Disease Study 2016. Lancet 2018; **392**: 1015-1035
4) Hasin DS, et al. Change in non-abstinent WHO drinking risk levels and alcohol dependence: a 3 year follow-up study in the US general population. Lancet Psychiatry 2017; **4**: 469-476
5) WHO. The ICD-10 Classification of Mental Health and Behavioural Disorders: Clinical Description and Diagnostic Guidelines, WHO, 1992　［融道男ほか監訳．ICD-10精神および行動の障害：臨床記述と診断ガイドライン，医学書院，1993］
6) Kohn R, et al. The treatment gap in metal health care. Bull World Health Organ 2004; **82**: 858-866
7) Dawson, DA et al. Recovery from DSM-IV alcohol dependence: United States, 2001-2002. Addiction 2005; **100**: 281-292
8) 樋口　進．新しくなったアルコール依存症治療—新薬とガイドライン改定をふまえて．日本医事新報 2020; **5038**: 18-35
9) Witkiewitz K, et al. Clinical validation of reduced alcohol consumption after treatment for alcohol dependence using the World Health Organization risk drinking levels. Alcohol Clin Exp Res 2017; **41**: 179-186
10) Witkiewitz K, et al. Stability of drinking reductions and long-term functioning among patients with alcohol use disorder. J Gen Intern Med 2021; **36**: 404-412
11) 新アルコール・薬物使用障害の診断治療ガイドライン作成委員会（監修），樋口進ほか（編）．新アルコール・薬物使用障害の診断治療ガイドライン，新興医学出版社，2018

# 4. 減酒療法に使う治療薬のキホン

## ① 精神科の立場から

> **ポイント**
> ●ナルメフェンの適応はアルコール依存症患者のため，早期介入の場合でも，ICD-10の診断基準を参考にして適切な診断をすることが求められる．

　ナルメフェンは飲酒量低減，つまり，減酒を目的としたはじめての治療薬です．本項では，ナルメフェンの適応となる患者層，処方の仕方，副作用の種類と対策，心理社会的治療の方法，減酒の治療メカニズム，アルコール依存症のほかの治療薬との違いなどをわかりやすく解説します．

## 1. ナルメフェンの適応となる患者層

　ナルメフェンの適応となる患者には以下の3種類が考えられます．

### a) 添付文書や臨床試験の結果から推奨される患者層
　アルコール依存症の治療には，重症の患者への断酒治療と，それ以外の患者への減酒治療があります．ナルメフェンの添付文書[1]や，日

表1 アルコール20gに相当する酒量

| 種　類 | アルコール濃度 | アルコール20gに相当する酒量 |
|---|---|---|
| ビール | 5% | 500mL缶，中瓶1本 |
| 日本酒 | 15% | 1合 |
| 焼酎 | 25% | 100mL（ロック1杯） |
| チューハイ | 7% | 350mL缶 |
| ウイシキー，ジン | 40% | 60mL（ダブル1杯） |
| ワイン | 12% | 200mL（グラス小2杯） |

＊純アルコール量＝飲酒量（mL）×アルコール濃度×0.8

本での臨床試験の結果から，ナルメフェンの好適症例として，①減酒の意思のある患者で，②純アルコールとして1日平均男性60g以上，女性40g以上の飲酒量（臨床試験では平均約100gの飲酒量でした：**表1**），③重症の離脱症状（けいれんや，振戦せん妄など）がなく，社会生活（アルバイトを含めた就労や家庭生活）がある程度維持されている症例が推奨されます．

## b）断酒が必要でも，断酒ができない患者に対するレスキュー的使用

　断酒が絶対的に適応となる患者は，「重症の臓器障害がある」，「重症の離脱症状がある」，「社会生活上問題となる行動がある（暴力や飲酒運転など）」を1つ以上満たす症例です．しかし，このような患者でも，断酒の同意が得られない場合には，治療からのドロップアウトを避けるために，減酒を断酒への過渡的な治療として選択することがあります[2]．ただし，減酒治療がうまくいかない場合には，アルコールの専門医療機関に紹介したり，断酒治療に切り替えることが必要です．

## c）より軽症の患者層（予防医学的観点）

　減酒治療は，より早期の症例ほど予防医学的意義があります．一般的にアルコール依存症というと重症例をイメージしがちですが，ICD-

## 表2 アルコール依存症の診断（ICD-10）

以下のうち3項目以上が，① 1ヵ月以上にわたり同時に生じていたか，② 持続が1ヵ月に満たない場合，過去12ヵ月以内に繰り返し同時に生じた場合に，アルコール依存症と診断します．

| 項目 | 症候 | 解説 |
| --- | --- | --- |
| 1 | 渇望 | 飲酒したいという強い欲求． |
| 2 | 飲酒行動のコントロール不能 | 飲酒開始のタイミング，飲酒の終了，あるいは，飲酒量を自己コントロールできない． |
| 3 | 離脱症状 | 断酒や減酒によって有害な心身の症状が出現する． |
| 4 | 耐性の増大 | 当初の量では酔いが不十分になるため，飲酒量が増えていく． |
| 5 | 飲酒中心の生活 | 飲酒のために，本来の生活（仕事，家庭，学業など）を犠牲にする．アルコールの影響からの回復に費やす時間が増える． |
| 6 | 有害な使用に対する抑制の喪失 | 健康，社会生活，家庭生活に問題が生じているにもかかわらず，飲酒を続ける． |

10の診断基準（**表2**）[3]を適切に使用すると，たとえば，「飲みに行くと一軒ではすまない（項目2：飲酒行動のコントロール障害）」，「以前に比べて飲酒量が増えてきた（項目4：耐性の増大）」，「健康診断で脂肪肝を指摘され，酒を控えるように言われたが，なかなかできない（項目6：有害な結果に対する制御の喪失）」というケースでもアルコール依存症の診断基準を満たします．このような症例にナルメフェンを処方して飲酒量を低減させ，本格的なアルコール依存症への進展を防ぐことが本来の予防医学的治療といえます[3]．

# 2. ナルメフェンの処方の実際

## a）処方の仕方

①飲酒の1〜2時間前に10mgを服用します．効果不十分の場合，1日1回20mgまで増量できます．

②ナルメフェンを服用しないで飲酒してしまった場合には，気づいた時点で服用します．ただし，飲酒終了後には服用しません．

③ナルメフェンには，必ず心理社会的治療（後述します）と併用することが求められます．

④効果と治療目標の見直しを定期的に行い（目安は3ヵ月），漫然と投与しないようにします（国内臨床試験で1年を超える使用経験はありません）．

⑤ナルメフェンは飲酒することを前提としているため，アルコールとの相互作用が問題となりますが，薬物動態学的試験の結果からは相互作用は否定されています[1]．

## b) 減酒治療の達成基準

減酒達成の目安は，以下のいずれかの基準を3ヵ月維持した場合とされています[2]．

①飲酒量が，男性では1日平均40g以下，女性では平均20g以下になった場合．

②上記の量まで減らなくても，飲酒量が低下して，飲酒に関連した健康問題や社会問題に明らかな改善を認めた場合．

減酒の治療目標が達成された場合には，ナルメフェンを中止して経過観察としてもよいし，ナルメフェンがまだ必要と判断された場合には，心理社会的治療を併用しながらナルメフェンの投与を継続としてもよいとされています．

# 3. ナルメフェンの安全性

## a) 副作用とその対策

第Ⅲ相二重盲検比較試験の結果から，ナルメフェンの副作用は，悪心（31.0％），浮動性めまい（16.0％），傾眠（12.7％），頭痛（9.0％），嘔吐（8.8％），不眠（6.9％），倦怠感（6.7％）でした[1]．このなかで，悪心はメトクロプラミドやドンペリドンで対応できますが，浮動性めまいは，あまり経験しない症状のため服薬中断につながることがあります．

ナルメフェンの副作用は投与初期（特に1週間）に多く，その後軽減することがありますので，そのことを含めて，治療開始時に副作用についてきちんと説明しておくことが大切です.

### b）その他の安全性

　妊婦への投与は治療上の有益性が危険性を上回ると判断されるときに限定されます．一方，授乳中の患者にナルメフェンを投与する場合には，授乳を中止することが求められます．高齢者への投与に関しては，年齢による薬物動態への影響は認められませんでしたが，一般に高齢者では生理機能が低下していることから，慎重に投与することが推奨されます[1].

## 4. 心理社会的治療

　心理社会的治療というと，精神科以外の医師には敷居が高いように感じられるかもしれませんが，基本的には，禁煙指導や糖尿病の栄養指導と大きな違いはありません．「5. 非専門医のための心理社会的治療のコツ」でも詳しく解説されますが，本項では，BRENDA法に基づく減酒日記を紹介します（図1）[4].　本治療法は，アルコール依存症を専門としない治療スタッフでも利用できる点で特徴があります.
　第1ステップ：飲酒量の目標設定（主治医の前では患者は無理をして高い治療目標を設定しがちですが，達成可能なスモールステップで開始することが大切です）.
　第2ステップ：飲酒量の確認（どの程度，飲酒量が低減しているのか確認します．この場合，飲酒量が減っていなくても否定的なコメントは避けましょう．そのような状況でも外来受診を継続している患者の姿勢を評価しましょう，何かしらよい点をみつけて誉めることによってポジティブな行動変化を引き出すことができます）.
　第3ステップ：服薬状況などの確認（ナルメフェンを正しく服用でき

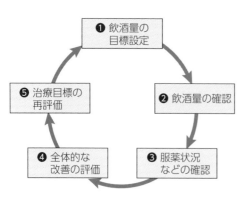

❶飲酒量の目標設定
• 無理のない達成可能な飲酒目標を設定
❷飲酒量の確認
• 飲酒量の記録と，通院時の飲酒量確認
❸服薬状況などの確認
• 服薬状況，離脱症状の有無のチェック
• 現在の治療の適否の確認
❹全体的な改善の評価
• 健康状態や日常生活上の変化確認
❺治療目標の再評価
• 飲酒量の目標の見直し
• 治療の継続のための再評価

**図1 心理社会的治療：BRENDA 法に基づく減酒日記**
（ナルメフェン適正使用委員会. セリンクロ錠 10mg：適正使用ガイド（医薬品リスク管理計画）より作成）

ているか，ナルメフェンの副作用やアルコール離脱症状が出現していないかを確認します）.

　第4ステップ：全体的な改善の評価（減酒による健康面や社会生活面での変化）を行います. 少しでもよい点をみつけて，よい方向への変化を引き出すことが大切です.

　第5ステップ：治療目標の再評価（減酒の達成状況に応じて治療目標の評価と再設定）を行います. 同時に，患者に自分でもできるんだという自己効力感をもってもらうことが重要です.

## 5. ナルメフェンの断酒治療のメカニズム

　図2にナルメフェンの断酒治療のメカニズムを模式的に示しました [5~7].

### a）健常者の場合

　飲酒時，アルコールはオピオイド $\mu$ 受容体を介して脳内報酬系を刺

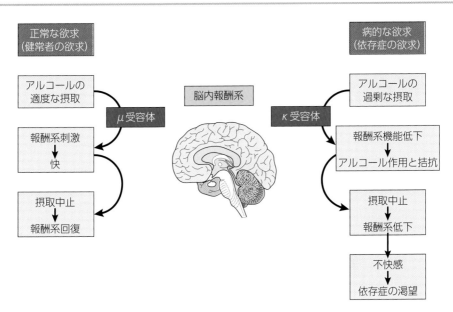

図2 ナルメフェンの減酒治療のメカニズム

激し，快を生じます．しかし，飲酒をやめてアルコールが体内から消失すると，報酬系の機能はもとのレベルに戻ります．

## b）アルコール依存症の場合

依存症者では慢性的な飲酒のために，報酬系は常に刺激されることになります．この結果，生体の代償機構が働いて，アルコールの作用に拮抗するために報酬系は代償性の機能低下を起こします．そして飲酒をやめたり，アルコールの血中濃度が低下すると報酬系の機能低下が顕在化して不快感を生じ，これが依存症患者の渇望を起こします．この報酬系の代償性機能低下にはオピオイド κ 受容体が関係しています．

### c）ナルメフェンの作用

　ナルメフェンは $\mu$ 受容体を遮断することでアルコールによる報酬効果（快）を抑制し，同時に，$\kappa$ 受容体を遮断することで報酬系の代償性機能低下を回復させ，依存症者の渇望を軽減させます．その両者の効果を介して，飲酒量を減少させると考えられています[8]．

# 6. ナルメフェン以外のアルコール依存症治療薬

　アルコール依存症の治療薬には以下のものがありますが，いずれも断酒治療に用いられることから，ナルメフェンと併用することは原則としてありません．

## a）飲酒欲求低減薬
### ①アカンプロサート

　ナルメフェンと同様に飲酒欲求を低減させますが，ナルメフェンが減酒治療に用いられるのに対して，アカンプロサートは断酒治療に用いられます．アカンプロサートの作用は，NMDA 型グルタミン酸受容体を調整し，$GABA_A$ 受容体を刺激することにあります．1 回 333 mg 錠を 2 錠，1 日 3 回合計 6 錠服用します．5 日間で血中濃度が定常状態に達します．副作用としては，下痢（18.6%），次いで傾眠，腹部膨満，嘔吐が各 1.0% と報告されています．

## b）嫌酒薬

　嫌酒薬にはジスルフィラムとシアナミドの 2 種類があります．嫌酒薬それ自体に飲酒欲求を抑える作用はありません．作用機序は，アルコールの代謝酵素であるアルデヒド脱水素酵素を阻害してアセトアルデヒドの血中濃度を高めて，顔面紅潮，動悸，頭痛，吐き気などの不快反応を引き起こします．この不快反応を利用して，断酒の継続を維持します．ジスルフィラムでは 100～300 mg，シアナミドでは 5～20 mL

を1日1回服用します．副作用は，ジスルフィラムでは眠気，シアナミドでは肝細胞におけるすりガラス様封入体の形成が報告されています．

＊　　　＊　　　＊

減酒と断酒は対立するものではありません．互いに補い合うものです．特に，減酒がその治療的意義を発揮するのは，軽症，早期のアルコール依存症の患者さんで，重症化を防ぐことが使命といえます．その意味では，減酒治療は，これまでのように重症のアルコール依存症を診療していた専門医ではなくて，内科医，産業医などアルコール依存症治療の非専門医の出番といえます．本項がその一助となることを期待します．

## 文献

1) 大塚製薬株式会社．セリンクロ錠10mg：医薬品インタビューフォーム（市販直後調査）日本標準商品分類番号87 119. 2019年1月（第1版）
2) 新アルコール・薬物使用障害の診断治療ガイドライン作成委員会（監修），樋口進ほか（編）．治療の目標．新アルコール・薬物使用障害の診断治療ガイドライン，新興医学出版社，2018: p.18-19
3) World Health Organization. The ICD-10 Classification of Mental and Behavioural Disorders. Clinical descriptions and diagnostic guidelines. World Health Organization, 1992（融　道男，中根允文，小見山　実監訳：ICD-10精神および行動の障害　臨床記述と診断ガイドライン．医学書院，1997: p. 81-94）
4) ナルメフェン適正使用委員会．セリンクロ錠10mg：適正使用ガイド（医薬品リスク管理計画）日本標準商品分類番号87 119. 2019年2月（大塚製薬株式会社）
5) 宮田久嗣．ナルメフェンの薬理．精神科 2020; **37**: 70-76
6) George O, et al. Individual differences in the neuropsychopathology of addiction. Dialogues Clin Neurosci 2017; **19**: 217-229
7) Mann K, et al. Nalmefene for the management of alcohol dependence: review on its pharmacology, mechanism of action and meta-analysis on its clinical efficacy. Eur Neuropsychopharmacol 2016; **26**: 1941-1940
8) 宮田久嗣．薬物療法．アディクションサイエンス，宮田久嗣ほか（編），朝倉書店，2019: p.209-217

# ② 内科の立場から

## ポイント

- ●ナルメフェンは，簡易介入のみでは飲酒量の低減に結びつかない場合に投与する．
- ●副作用としては，浮動性めまい，悪心，嘔吐が特徴的で，制吐薬の投与も検討する．
- ●投与継続できれば，多くの例で早期に減酒効果が期待できる．
- ●いったん飲酒量低減できても再度増加する例もあり，通院継続と心理社会的治療の継続が必要である．
- ●飲酒量低減や断酒ができない例では，通院継続するなかで専門医療機関紹介を検討する．

　20歳以上の総合病院の一般診療科を受診した外来患者を対象にした飲酒量とアルコール依存症のスクリーニング・ツール「CAGE」を用いた患者調査では，アルコール依存症の疑い群の割合が全科平均で男性が21.6%，女性が10.1%に達します[1]．このように一般診療科の外来診療は，アルコール使用障害患者や軽度のアルコール依存症者の早期発見，早期介入の絶好の機会となります．アルコール健康障害対策推進基本計画（第2期）が2021年3月に閣議決定され，取り組むべき施策として，「アルコール健康障害の早期発見，早期介入のため，一般の医療従事者（内科，救急など）向けの治療ガイドライン（減酒指導，専門医療機関との連携などを含む．）をもとにした研修プログラムを開発・実施し，人材育成を図る．」ことが明記されました[2]．精神科以外の一般の医療従事者（内科医など）の勤務する医療機関において，早期発見，早期介入をこれまで以上に進めていくことが国や各都道府県の

施策として明記されたことになります.

　早期介入における飲酒量低減指導においては，まずは他項で紹介されているブリーフインターベンション（brief intervention：BI）の手法を用いての介入が望まれます．BIで飲酒量低減に結びつく例も認められますが，アルコール依存症にいたっている場合，BIのみでは飲酒量の低減に結びつかないケースも多く認められます.

　アルコール依存症患者の飲酒量を低減させる新しい薬剤であるナルメフェンは，飲酒の1〜2時間前に服用することで，中枢神経系に広く存在するオピオイド受容体調節作用を介して飲酒欲求を抑え，本邦においてもその有効性が確認されています[3]．ナルメフェンは，本邦でも2019年に使用承認され，厚生労働省が認めた講習（eラーニング）を受講することで薬剤料の算定ができます．本項では，筆者の使用経験をもとに，内科外来における飲酒量低減治療薬ナルメフェンの効果と使用上の注意点について紹介し，精神科以外の診療の場でのナルメフェン使用の参考にしていただきたいと思います.

## 1. 内科外来における飲酒量低減薬の処方とその効果

　アルコール使用障害患者や軽度のアルコール依存症に対し，先述のとおりまずはBIでの飲酒量低減を試みますが，BIのみでは飲酒量の低減に結びつかないアルコール性臓器障害を伴うアルコール依存症患者には，ナルメフェンの投与を検討します．BIのみでは飲酒量の低減に結びつかなかった18例に対し，ナルメフェン10 mgを処方し，投与24週後の効果をすでに報告しています[4]．18例中11例でナルメフェン投与24週後の飲酒量の低減と肝機能（$\gamma$-GTP）の改善を認めています．ほとんどの有効例で，投与4週間後にはその効果を認めています．現在，ナルメフェン投与4週間以上経過した症例を26例経験しており（**表1**），26例（男性21例，女性5例）中18例でナルメフェン投与により，いったんは飲酒量の低減を認めています（症例1〜18）．ナルメフェ

## 表1 ナルメフェン使用例の臨床経過と転帰

| 症例 | 飲酒量（g/日） | | | 転帰，合併症 |
|---|---|---|---|---|
| | 0週 | 12週 | 24週 | |
| 1. 60歳代・女性 | 110 | 0 | 0 | 自己，断酒，糖尿病，肝硬変 |
| 2. 50歳代・女性 | 120 | 30 | 30 | 自己，飲酒量低減，原発性胆汁性胆管炎 |
| 3. 70歳代・男性 | 140 | 0 | 20 | 自院紹介，飲酒量低減，膝関節症<br>76週で飲酒量増加し，専門医療機関紹介 |
| 4. 50歳代・男性 | 100 | 60 | 60 | 自院紹介，飲酒量低減，脳梗塞後遺症 |
| 5. 60歳代・男性 | 100 | 60 | 60 | 自己，飲酒量低減，脳梗塞後遺症，近医で投薬継続 |
| 6. 70歳代・女性 | 20 | 20 | 10 | 自院紹介，飲酒量低減，脳梗塞後遺症，認知症 |
| 7. 50歳代・男性 | 150 | 75 | 90 | 自己，飲酒量低減 |
| 8. 40歳代・男性 | 180 | 90 | 90 | 自己，飲酒量低減，めまい，中止，転居 |
| 9. 40歳代・女性 | 90 | 60 | 90 | 他院紹介，24週後以降に通院中断 |
| 10. 50歳代・男性 | 230 | 90 | 150 | 自己，24週で専門医療機関紹介 |
| 11. 50歳代・男性 | 170 | 60 | 50 | 他院紹介，一度通院中断，再通院し投与再開 |
| 12. 40歳代・男性 | 150 | 75 | 150 | 自己，16週で専門医療機関紹介 |
| 13. 50歳代・男性 | 80 | 0 | | 他院紹介，パーキンソン病，悪心，中止，断酒確認 |
| 14. 60歳代・男性 | 130 | 70 | | 他院紹介 |
| 15. 60歳代・男性 | 120 | 70 | 40 | 自己，20mgに増量し飲酒量低減，中止，肝硬変 |
| 16. 50歳代・男性 | 150 | 0 | − | 他院紹介，12週後以降に通院中断 |
| 17. 30歳代・男性 | 150 | 90 | − | 他院紹介，12週後以降に通院中断 |
| 18. 40歳代・男性 | 120 | 100 | 100 | 自己，めまい，中止，通院継続，24週から再投与し現在50g/日 |
| 19. 40歳代・男性 | 130 | 130 | − | 自己，20mgに増量したが効果なく，逆紹介 |
| 20. 50歳代・男性 | 220 | − | − | 他院紹介，通院中断 |
| 21. 50歳代・男性 | 150 | − | − | 他院紹介，通院中断 |
| 22. 50歳代・男性 | 120 | − | − | 他院紹介，通院中断 |
| 23. 50歳代・男性 | 70 | − | − | 自己，めまい，中止，通院中断 |
| 24. 40歳代・女性 | 90 | − | − | 自己，めまい，悪心，中止，うつ病，精神科紹介 |
| 25. 50歳代・男性 | 120 | 100 | − | 他院紹介，めまい，中止したため前医逆紹介 |
| 26. 70歳代・男性 | 120 | 120 | 120 | 自院紹介，糖尿病，めまい，中止，専門医療機関紹介 |

ン 10 mg/日で忍容性に問題がなく，効果不十分な場合には，20 mg/日への増量を行うことが認められています．症例 15 は，10 mg/日で効果不十分なため，現在 20 mg に増量して飲酒量が低減し，さらに投薬も中止しています．国内第 Ⅲ 相試験時には，20 mg に増量した約半数の例で増量により飲酒量低減効果を認めましたが，症例 19 のように増量の効果が認められないケースも約半数認めています．5 例（症例 20〜24）は，連絡もなく予約日に来院しないことから 24 週での経過が追えませんでした．症例 1, 2, 13, 15 は，薬剤を中止したあとも，それぞれ断酒と有意な飲酒量低減を継続しています．しかし，一度減酒できても再度飲酒量が増える例もあります．

このようにナルメフェンの効果は症例ごとに異なり，今後どのような例に投与すべきか，どのような例で中止も可能かなど検討していかねばなりません．残念ながら自験例のみではその結論を出すのは難しく，ナルメフェンを処方される医師は，ぜひその効果につき学会などで発表いただき，意見交換をしていくなかでその方向性を議論していくことが必要です．そのような志をもって処方いただきたいと思います．

## 2. 副作用について

国内第 Ⅲ 相試験における 24 週の治療期間でナルメフェン 10 mg 群または 20 mg 群で 5％ 以上発現し，発現割合がプラセボ群より 2 倍以上高かった有害事象は，悪心，浮動性めまい，傾眠，嘔吐，不眠症，欲減退，便秘，倦怠感および動悸で，特に浮動性めまい，悪心，嘔吐が特徴的です[5]．当院でも 6 例にめまいの症状があり，中止しました．4 例は立っているのも難しいようなめまいですぐに中止しましたが 2 例（症例 8, 18）は，歩行など可能なレベルで数週間後に中止しました．症例 18 では心理社会的治療のみ継続していましたが，飲酒量の有意な低減を認めないことから，24 週目に再度ナルメフェンを投与したところ，めまいの出現はなく服用できています．飲酒したいための虚偽申告で

あったか，ノセボ効果でめまいと感じていた可能性もあります．このように副作用が軽度であった場合で心理社会的治療での飲酒量低減を認めない場合は，期間を置いて再度投与してみることも選択肢のひとつとなると考えられます．

嘔吐の症状で，2例が中止にいたりました．悪心，嘔吐の副作用が多いことが報告されていたため，吐き気を感じる場合には，メトクロプラミドやドンペリドンを服用するように，あらかじめ数回分頓用で処方しておくようにしています．このため，嘔吐までいたって中止する例が比較的少なかったと考えています．投与開始時には，メトクロプラミドやドンペリドンの処方をお勧めします．上記薬剤でも症状が治まらない場合には，スルピリドへの切り替えで改善した例もあります．

ナルメフェンの有害事象の重症度の多くは軽症で，投与早期に発症します．しかし，その頻度は高く，十分な副作用についての説明のうえで処方すべきと考えます．

# 3. 処方の際の注意点

初診時に重要なことは，十分な飲酒量と飲酒期間の問診を行うことです．そのうえで，患者の飲酒量低減や断酒についての希望を確認することです．そして，まずはBIによる心理社会的治療での飲酒量の推移を確認します．飲酒量低減治療を希望されていますが，BIのみでは飲酒量の低減を認めない場合に，はじめてナルメフェンの投与を検討します．ナルメフェンを処方したとしても，心理社会的治療を併用し，継続しなくてはいけません．単にナルメフェンを処方するだけではその効果は限定的で，何よりも継続は難しくなります．つまり，通院の中断につながってしまいます．実際，症例20〜24のように他院からナルメフェンの処方を依頼され，十分な心理社会的治療の期間を経ずに，会った当日ナルメフェンを処方すると通院を中断する例が多く認められました．やはり，信頼関係を築いたうえでの処方が必要です．また，

心理社会的治療を併用することなく,「飲酒量が減るかもしれないから,試しに服用してみては」というような処方は控えていただきたいと思います.添付文書にも心理社会的治療の併用が必要なことが明記されています.アルコール依存症に対する BI の項目や BRENDA 法の項目も参考にしていただき,必ず心理社会的治療を継続してください.

一方で,約半数の例でアルコール依存症以外の疾患で継続的に医療機関に通院されています.糖尿病や膝関節症,脳梗塞の既往などで,ナルメフェンを受け取る以外でも通院の必要性があることが,通院継続につながっている可能性が高いと考えます.原発性胆汁性胆管炎を合併しており,消化器内科単科ですが原病に対する内服加療している症例なども含まれます.減酒治療だけの目的での通院ですと,モチベーションの維持が難しく,複数の医療機関に通うことも患者の負担になり,同一医療機関でナルメフェンの処方が可能であれば,通院中断率が減ると考えます.内科疾患は自身で診療しますがアルコール依存症は他院の精神科でというよりは,軽度のアルコール依存症であれば,内科医自身によるナルメフェン処方も含めた飲酒量低減のほうが通院中断率が減り,結果として高い確率で減酒の成功につながると考えます.ただし,症例 24 のように,明らかなうつ病を併発しているような例では,内科での治療は難しく,早めに精神科受診を勧めることが必要です.

これまで 2 例(症例 1, 15)の肝硬変患者に,BI で飲酒量低減も断酒もできないためにナルメフェンによる飲酒量低減治療を行いました.この 2 例は,まずは飲酒量の低減治療を介して減酒にいたり,その後に断酒に成功し,現在も断酒継続しています.アルコール性肝硬変患者では,当然断酒指導が望まれますが,断酒が難しい症例には断酒を強く強要することによる治療中断を考えれば,肝不全死を避けるという意味で,姑息的ではありますが飲酒量低減もその治療の選択肢に含まれます.肝硬変患者のナルメフェン使用の用量につても添付文書に記載があります.つまり,肝硬変患者への投与も想定されています.強く断酒を指導すると受診拒否する例も多く,断酒も専門医療機関受

診もできない例では，肝硬変患者であってもまずは飲酒量低減の指導，治療を行い，根気強く継続的に断酒の必要性を説明し，信頼関係を築くなかで，本人の意思で断酒をしてもらうこと，断酒できない場合は専門医療機関受診をしてもらうことが必要です．

## 4. 動機づけ面接と断酒指導，専門医療機関への紹介

　新ガイドラインでは，飲酒量低減が治療目標の場合には，内科やプライマリ・ケアの外来で行い，減酒に失敗した場合や重篤な関連問題がある場合に専門医療機関へ紹介することが推奨されています[5]．しかし，患者が精神科受診を拒否して精神科に紹介できず，内科的な指導のみで終わることもしばしば経験します．単に入退院を繰り返している場合，専門治療につながるのに約7年かかりますが，BIや栄養指導などを含む動機づけ面接により2〜3年程度に短縮が見込めるといわれています．いったんは減酒できた18例中3例でその後飲酒量が増加し，専門医療機関を受診して断酒にいたっています．ナルメフェンでも減酒できないという事実が，短期間での専門医療機関受診の動機づけになる可能性も高いと考えます．この意味でも，ナルメフェンの投与による飲酒量提言治療を開始することは意義があると考えます．副作用でナルメフェンを中止し減酒できなかった症例26でも，通院を続けているうちに専門医療機関受診の動機づけができ，受診にいたりました．他項もご参照いただき，根気強く動機づけ面接を続けていただきたいと思います．飲酒量の目標もしかりですが，たとえば飲酒日記の書き方なども書き忘れがあってもそのことを責めたりせず，その場で思い出して記載してもらうなど厳格性は求めず，飲酒量が減らなくても通院してくれたことを誉めるなど，通院のハードルを患者様に合わせてあまり上げ過ぎないことで，通院継続してもらうことが重要です．

＊　　　＊　　　＊

　副作用の問題以外に，心理社会的治療を併用することや専門医療機関受診の動機づけ面接が必要になる場合があることなどから，依存症治療の経験のない方は，ほかの医師の使用経験などを参考にしながら処方を行っていただきたいと考えます．また，厚生労働省が認めた講習（e ラーニング）を受講することで薬剤料の算定ができるようになったことから，今後その処方量が増加することが予想され，使用経験の報告なども増えると予想されます．ナルメフェンを処方される医師は，e ラーニングの受講で満足せず，ぜひその効果や副作用の対応につき学会などで発表いただくとともに，ほかの使用経験者とも意見交換をしていくなかでその使用方法のあり方を検討していただきたいと思います．

　繰り返しになりますが，ナルメフェンを投与しても心理社会的治療の継続は絶対に必要です．指示的な飲酒量低減や断酒要求は通院拒否につながることもあり，信頼関係を築くなかで，本人の意思で飲酒量低減や断酒，専門医療機関受診をしてもらうことが必要です．

## 文献

1) Akazawa M, et al. Prevalence of problematic drinking among outpatients attending general hospitals in Tokyo. Nihon Arukoru Yakubutsu Igakkai Zasshi 2013; **48**: 300-313
2) 厚生労働省．アルコール健康障害対策推進基本計（第 2 期）https://www.mhlw.go.jp/content/12200000/000760238.pdf　［2022 年 2 月 3 日閲覧］
3) 田鳥祥宏．アルコール依存症飲酒量低減薬ナルメフェン（セリンクロ）の薬理学的特徴と臨床試験成績．日本薬理学会雑誌 2020; **155**: 113-119
4) 堀江義則ほか．アルコール関連肝疾患患者に対する内科医によるセリンクロ錠投与の飲酒量低減に対する効果．肝臓 2021; **62**: 620-629
5) 新アルコール・薬物使用障害の診断治療ガイドライン作成委員会（監修），樋口進ほか（編）．新アルコール・薬物使用障害の診断治療ガイドライン，新興医学出版社，2018

# 5. 非専門医のための心理社会的治療のコツ

**ポイント**

● ブリーフインターベンションを用いて自己効力感の低い飲酒者をエンパワーし，行動変容を促す.
● 飲酒日記を活用し，減酒による好ましい心身の変化をフィードバックし，成功体験を共有する.
● 専門医療機関に紹介する可能性や断酒が最も安全な目標であることについて，ときどき言及しておく.

## 1. 心理社会的治療とは

　アルコール問題に関する心理社会的治療と聞くと，専門性の高い精神療法的技法を思い浮かべ，ハードルが高く感じるかもしれませんが，それほど難しく考える必要はありません. 最近でこそ，アカンプロサートやナルメフェンといった薬物が用いられるようになりましたが，これまで長くアルコール使用障害の治療は，薬物療法は抗酒剤（シアナミド，ジスルフィラム）以外になく，非薬物療法が中心でした. この抗酒剤にしても薬物の直接作用よりは，飲酒したときにもたらされる不快な反応の体験とそれに関する情報がもたらす心理的効果のほうが薬効としては大きいのです. そうした意味では，従来行われてきたアルコール使用障害に対する治療が心理社会的治療であると考えてよいでしょう.

　一方で，これまでアルコールの専門医療が対象としてきたものは重症のアルコール依存症に偏っており，そのために，依存症患者に巻き込まれた家族の支援や患者の社会復帰支援なども重要な要素でした．こうした複雑事例は専門医に任せ，非専門医には今後，危険な使用から有害な使用，そしてアルコール依存症のなかでは軽症の依存症までの介入を期待したいと考えます．そこで非専門医が身につけておくべき心理社会的治療技法は，①アルコール問題のスクリーニング，②飲酒行動変容のための減酒療法（ブリーフインターベンション），③アルコール依存症が中等症～重症である場合，あるいは減酒療法で改善がみられない場合に専門医療機関へ紹介することの3点に集約できます．①は他項に譲り，本項ではブリーフインターベンションと専門医療機関への紹介を中心に述べていきます．

## 2. 飲酒者の心理と減酒療法への導入

　大酒家には，口うるさく，酔ったときには攻撃的になり，暴言を吐くといったイメージがあります．特に，医療従事者は救急現場などでこうした体験をし，問題のある飲酒者にはできればかかわりたくないと感じている者は少なくありません．しかし，大酒家は酔ったときの尊大な態度とは裏腹に，しばしば自尊心が低く繊細で，不安の高い人が多いといえます．酒の力を借りて，威勢を張っているのです．まずは，その心理を理解し，酩酊時には近づかず，酔いから覚めるのを安全に待つことが重要です．また，素面時の診察では，彼らは自尊心が低く傷つきやすいことを念頭に，共感を示し，できるだけ丁寧な対応を心がけたいところです．患者自身が「アル中」のスティグマに苛まれていることは少なくありません．

　飲酒者にはもともと不安の高い者が多いこともあって，健康問題にも関心が低くはないことが多いといえます．「酒で死ねれば本望」と粋がる患者の多くも，入院すると γ-GTP 値の推移に一喜一憂するので

す．彼らが減酒療法を受けるときに抱く不安には，「意に反して断酒さ
せられるのではないか」，「そんなに簡単に酒量が減るのか？ 果たして
自分にできるのか」といったことが考えられます．このため，減酒療法
の導入時には，「飲酒の目標は自分にできそうな目標を自分で立てても
らいます．減酒療法はすでに効果が確認されており，酔いの快感を失
くすのではなく，健康被害の少ない量で効果的に酔うことを目指すも
の」といった説明をしておくとよいでしょう．また，最終的にうまくい
かなかったときのことを見据えて「もし減酒がうまくいかないときは，
断酒のほうがむしろ簡単なこともあります．そのときはあらためて専
門医療機関受診も考えてみましょう」とオリエンテーション時に伝えて
おくとよいでしょう．

## 3. 減酒療法技法としてのブリーフインターベンション

　ブリーフインターベンション（brief intervention：BI）は，1980 年代
より WHO の多国間共同事業として開発，研究されてきたもので，こ
れまでその有効性を示す多数の研究報告[1, 2]がされています．すでに，
プライマリケアではその有効性は確立しており，USPSTF（米国予防医
療専門委員会）も「妊婦を含む 18 歳以上の成人患者に対してプライマ
リケアで不健康な飲酒のスクリーニングを行い，危険な飲酒を行って
いる患者には，不健康な飲酒を軽減するための短時間の行動カウンセ
リングを行うことを推奨する」[3]としています．

　BI は，ブリーフの名のとおり，通常は 1 つのセッションが 5〜30 分
間（多くは 15 分以内）の短時間で，2〜3 回の複数回のセッションで行
われることが多いといえます．BI に明確な定義はありませんが，著者
らは「生活習慣の行動変容を目指し短時間で行う行動カウンセリング」
としています．BI は，「簡易介入」や「短時間介入」と訳されることが一
般的です．

　BI は，主に危険な飲酒（hazardous use）および有害な飲酒（harmful

use）レベルのアルコール問題で効果が認められており，依存症での減酒効果は確認されていません．依存症レベルの飲酒問題に対しては，カウンセリングの回数とその期間が長く，危険な飲酒レベル未満に下がるまで継続的に行うことになりますが，カウンセリングのポイントは，以下に述べる BI のポイントと同じと考えてよいでしょう．

# 4. ブリーフインターベンションのポイント

BI の基本となる 3 つの構成要素は，「フィードバック（feedback）」，「助言（advice）」，「目標設定（goal setting）」です．フィードバックは，スクリーニングテストなどによって対象者の飲酒問題およびその程度を客観的に評価し，このまま飲酒を続けた場合にもたらされる将来の危険や害について情報提供を行うことを指します．2 つ目の助言は，飲酒量を減らしたり，飲酒をやめればどのようなことが回避できるかを伝え，そのために必要な具体的な対処法について，アドバイスを行うことです．3 つ目の目標設定は，クライアントが 7〜8 割の力で十分達成できそうな具体的な飲酒量低減の目標，あるいはそのための対処法（表 1）を，自ら選択，設定してもらうことです．

BI は，従来型の指示的・指導的な保健指導とは異なり，クライアントの自己決定を重視し，自ら進むべき道を選択してもらい，介入者はそれに寄り添ってエンパワーするという患者中心の行動カウンセリングです．BI を効果的に行うために，カウンセラーが心がけることは，「共感する」，「励ます」，「誉める」です．具体的には，「仕事のストレスが溜まったときは，お酒飲みたくなりますよね」と飲酒するクライアントの気持ちに共感し，すぐに目標達成できなくても「失敗は成功のもとです．私たちの挑戦はこれからです．諦めずに頑張りましょう」と失敗を容認し，応援していますと励まします．そして，少しの好ましい変化も見逃さず「簡単ではなかったでしょうが，素晴らしい成果ですね．少しスリムになられましたね．私も見習いたいです」と労いながら誉め，

表1　減酒のための対処法リスト

- ☐ 毎日飲酒日記を記録する
- ☐ 焼酎のお湯割りを少し薄目につくる
- ☐ 500mL 缶を 350mL 缶に変える
- ☐ お酒を飲み過ぎてしまう相手と場所と状況を避ける
- ☐ 飲み会の誘いへの断り方を上達させる
- ☐ 自動車の運転や運動などお酒を飲んだらできないことをする
- ☐ 酒席では，まず食事を食べてをいっぱいにする
- ☐ 酒席では，小さいコップで飲む
- ☐ 酒席では自分のコップを空にしない（注がれないように）
- ☐ 1 日に 3 時間以上は飲まない
- ☐ 注がれないように断り方を上達させる
- ☐ いっしょに酒を減らす（やめる）仲間をみつける
- ☐ 夜 10 時以降はお酒を飲まない
- ☐ 飲み過ぎた日の翌日にはお酒を飲まない．
- ☐ お酒の買い置きをしない．

好ましい行動を強化することです．特に，誉める技術は自己効力感の乏しい飲酒者の行動変容には有効です．

# 5. 飲酒日記の用い方

　飲酒日記は，セルフモニタリングとして，ダイエットと同じように減酒療法にも有用なツールです．図1 は，われわれが用いている飲酒日記の例です．もともと事務的な作業に慣れている飲酒者には，毎日の記入への抵抗も少ないといえます．当面は次回診察までの期間，毎日決まった時刻，場所で記入する習慣をつけてもらうと続けやすいと考えられます．記録することを少し負担に感じるような患者には，「まったく飲まなかったら◎，目標以下の飲酒量で収まったら○，目標の量を超えたら△などの記号を，ご自分の手帳に記入するだけでも結構です」といった言葉で負担感を軽減し，記入を勧めます．飲酒日記をきちんと記入してあれば，「お忙しいのに毎日忘れずに記入していただきました．丁寧にドリンク数まで毎日計算してありますね」と，時に多量飲

## 健康日記を続けよう！

● これまで付けていただいた健康日記を，もう8週間続けてみましょう．
「面倒だな」と思われる方もあるかもしれませんが，続けていくことで，ますます自分のことが分かって，目標達成に近付くことは間違いありません！！
● 健康日記の付け方の確認と，らくに続けるコツをお伝えしましょう．

**ポイント1)**
目標を確認しましょう

この後も引き続き3ページに書入した目標でいきますか？それとも再設定しますか？目標を再設定する場合は，下に新たな目標を記入して下さい．以後は新しい目標に沿って，達成できたかどうかを記録していきます．

私の目標は
_____ です．

**ポイント2)**
記録の仕方

1日ごとにドリンク数に換算しておくとともに，全く飲まなかったら◎，目標設定内で飲めたら○，目標を少し超えて飲んだら△，飲みすぎたら✕で記録しましょう．ちなみに，6ドリンク以上は多量飲酒と定義されます．

**ポイント3)**
続けるコツは…

・毎日同じ時間に記録する．（例：朝食後すぐ，昼休みなど）
・健康日記を常に目に付く場所に置いておく．
・誰かに協力を求める．（誰かにあなたのチャレンジを公表し，時々お酒のことを尋ねたり，日記を付けるように言ってもらうなど）

今日からまた新たな気持ちで目標に向かいましょう！

| 5週目 | 飲んだ酒類と量 | 飲んだ状況 | 目標達成できたか |
|---|---|---|---|
| 月 日 | | | |
| 月 日 | | | |
| 月 日 | | | |
| 月 日 | | | |
| 月 日 | | | |
| 月 日 | | | |
| 月 日 | | | |

| 6週目 | 飲んだ酒類と量 | 飲んだ状況 | 目標達成できたか |
|---|---|---|---|
| 月 日 | | | |
| 月 日 | | | |
| 月 日 | | | |
| 月 日 | | | |
| 月 日 | | | |
| 月 日 | | | |
| 月 日 | | | |

**図1　健康日記を続けよう**

酒した日があっても正直に毎日記入できていることを評価します．また，飲酒日記の「目標達成できたか」の項に○や◎の記入がいくつかあれば，目標達成できたことがあることを見逃さずにしっかり誉めてフィードバックします．このときの誉め方がポイントで，飲酒しなかった日の出来事を振り返って，その成果を讃えるとともに，そのときの対処方法について「素晴らしい成果ですね．まったく飲まなかった日が○○日もあったのですね．飲まない日をつくるためにどのような工夫をしましたか？　お酒を飲む替わりにどのようなことをして過ごしましたか？」と尋ねるとよいでしょう．また，「翌日の朝起きたときの気分や体調はどうでしたか？」など減酒による好ましい心身の変化をフィードバックするとともに，患者の話を成功体験（自慢話）として聞くことが，そのコツです．

# 6. 専門医療機関への紹介の仕方

減酒療法にかかわる前に，紹介先となる専門医療機関にはあらかじめ挨拶に伺うなどして連携を準備しておきたいところです．その際，紹介先が求める診療情報のポイントなどを尋ねておくとよいでしょう．専門医療機関に紹介するタイミングは，患者自身が断酒を求めたときはもちろん，減酒の効果が限定的で，断酒が望ましいと主治医が感じたとき，離脱症状，アルコール関連問題が目立つときと考えられます．このためには，減酒療法を行う一方で，オリエンテーション時に触れた様に，アルコール依存症を疑う患者には減酒で十分な効果が得られなければ専門医療機関に相談する可能性と，断酒が最も安全な目標であることについてときどき言及しておくことも重要です．一方で，無理やり専門医療機関受診につなげようとして，せっかく築いた治療関係を破綻させることは，避けなければなりません．

患者の心理も，「健康のため本当は断酒したほうがよい」と「自分に断酒はできそうにない」の間で揺れ動いています．実際に患者の紹介をする場面では，患者が断酒を受け入れたタイミングで，専門医療機関受診の予約をできるだけ早い時期にお願いし，その場で受診日時を決めることが望ましいといえます．さらには，専門医療機関の医師とオンラインで顔合わせをするなどの工夫も，これからの時代には有用かもしれません．

## 文献

1) Whitlock EP, et al. Behavioral counseling interventions in primary care to reduce risky/harmful alcohol use by adults: a summary of the evidence for the U.S. preventive services task force. Ann Intern Med 2004; **140**: 557-568
2) Fleming MF, et al. Brief physician advice for problem drinkers: long term efficacy and benefit-cost analysis. Alcohol Clin Exp Res 2002; **26**: 36-43
3) U. S. Preventive Services Task Force: Screening and Behavioral Counseling Interventions to Reduce Unhealthy Alcohol Use in Adolescents and Adults: US Preventive Services Task Force Recommendation Statement. JAMA 2018; **320**: 1899-1909

# 6. 非専門医が知っておくべき精神科領域におけるアルコール使用障害

●アルコール使用障害には重症度があり，断酒や減酒といった治療の
　ゴール設定は患者の背景や重症度に合わせて柔軟に設定される．
●AUDIT高得点者，背景因子が複雑な場合，減酒維持の目標が達成で
　きない場合などに精神科紹介を考慮する．
●精神科専門医療機関では，数ヵ月間の入院治療によるアルコールリ
　ハビリテーションプログラム（ARP）や，アルコール専門外来への通
　院を通して断酒維持の支援を行う．全国の依存症専門医療機関は「依
　存症対策全国センター」のホームページより検索が可能である．

## 1. 精神科での介入を要するアルコール使用障害像とは

　元来，アルコール使用障害といえば，アルコール依存症で飲酒の制
御困難が明らかであり，身体的・精神的・社会的にも問題が大きく，
いったん治療介入を経たあとも再飲酒によって再び問題が再燃する，
「治療抵抗性」「難治」という表現があてはまる，いわゆるアルコール依
存症の「重症群」に治療のスポットがあてられていました．
　一方で，2018年に出版された「新アルコール・薬物使用障害の診断
治療ガイドライン」によれば，新たに「依存症の重症度」を考慮に入れ，
治療の方向性を重症度によって柔軟に設定することが提案されていま
す．アルコール使用障害の背景や重症度の多様性に応じた支援が注目

を浴び始めていますが，重症度別に行う具体的な支援をどのように展開するか，そのイメージは十分に深められてはいません．本項では，アルコール使用障害のうち精神科での介入が必要なケース，またどんな治療を精神科では行っているかを解説します．

## 2. 精神科紹介が推奨されるケース

### a) AUDIT 高得点者

AUDIT（アルコール使用障害スクリーニングテスト）の点数が精神科紹介を考慮する手がかりとなります．

AUDIT は 10 問の質問項目からなるスクリーニングテストです（「2. 非専門医のための「アルコール依存症（アルコール使用障害）」拾い上げのコツ」参照）．活用される場面でカットオフポイントに多少の差はありますが，AUDIT 40 点満点のうち，0～9 点が問題飲酒なし，10～19 点が問題飲酒の疑い，20 点以上がアルコール依存症の疑いと判定されます．10～19 点の問題飲酒が疑われるものは飲酒量を減らしたほうがよく，短時間の指導で減酒が可能と考えられています．さらに，AUDIT 19 点以下の者は依存症診療専門家のケアよりもプライマリケア医のほうが飲酒量低減効果に優れていたと報告されています．逆にAUDIT 20 点以上またはうつ病の重症度が高い患者は専門家のケアのほうが優れていたとあり[1]，スクリーニングテストの高得点者は専門家への紹介を考慮します．診察の待ち時間に AUDIT を自記式で記入してもらうか，時間が許せば受診者に質問項目を直接聞きながらスコアリングを行なってもよいでしょう．AUDIT 点数のような客観的な指標があれば，精神科紹介を提案する際の根拠となります．

### b) 背景因子が複雑な場合

先に述べた新ガイドラインでは，重症度の評価の参考として 4 つの多軸評価の方法を用いています．この方法は，アルコール使用障害を

| Ⅰ軸：依存自体の重症度 |
| :---: |
| ＜アルコール使用障害＞<br>・AUDIT高得点者 |

| Ⅱ軸：社会的問題 |
| :---: |
| ・暴力/DVがある場合<br>・児童虐待がある場合<br>・犯罪を起こした場合<br>・飲酒運転をしている場合<br>・就労問題（欠勤など含む）がある場合<br>・高齢者のアルコール問題 |

| Ⅲ軸：身体的問題 |
| :---: |
| ・代謝障害（糖尿病，高脂血症）の対応<br>・脂肪肝・肝炎<br>・循環器・脳血管疾患<br>・消化管疾患<br>・肝硬変<br>・ケトアシドーシス・低血糖・膵炎 |

| Ⅳ軸：精神的問題 |
| :---: |
| ・気分障害（うつ病・双極性障害）がある場合<br>・PTSDがある場合<br>・精神病性障害がある場合<br>・認知症がある場合 |

**図1　アルコール使用障害者の多軸評価による問題点の把握**

（新アルコール・薬物使用障害の診断治療ガイドライン作成委員会（監修），樋口　進ほか（編）．新アルコール・薬物使用障害の診断治療ガイドライン，新興医学出版社，2018より引用）

持つ人々の合併症や社会的問題を包括的な視点から評価することを推奨しています（**図1**）．

　依存自体の重症度を評価する評価尺度点数が高くなく，社会的問題や精神的問題を伴わず，背景因子が複雑でない場合は，アルコール使用障害軽症者として飲酒量低減や簡易的な介入が可能でしょう．一方で重症度が高いほど，また合併する背景因子が複雑であるほど，より密度の濃い治療を提供するべきであるし，そのためには専門医療機関での治療の提供や多職種・関係機関の連携が必要となってきます．一般内科でのアルコール使用障害の診療の場合，軸評価のうちⅡ軸（社会的問題）とⅣ軸（精神的問題）にあてはまる問題点が多く，対応が困難と判断される場合は積極的に専門医療機関への紹介・移送を考慮します．

## c）減酒維持の目標が達成できない場合

　一般内科で行うアルコール使用障害の支援対象は，減酒達成が可能

であるかどうかという点もポイントとしてあげられます（もちろん，断酒は最大限の減酒です．一般内科での介入によって断酒に向かうケースもあります）.

減酒（断酒）の支援を外来で行っても，やはりアルコールのコントロール困難のために目標が達成できない場合は，精神科紹介のタイミングとなります．治療ゴールとしての適度な飲酒の適用可能性については，依存のレベルが低いことや[2]，飲酒による重篤な問題がないこと[3]などが先行研究であげられています．減酒支援を行うなかで，患者本人の目標とする飲酒習慣が達成維持できれば依存のレベルは低いとみてもよいと思われますが，逆の場合は依存のレベルは低くなく，より強度を持った支援を要します．

## 3. 精神科専門医療機関での治療はどんなことが行われるか

精神科専門医療機関に紹介されたあとにはどんな治療が展開されるか，入院治療と外来治療それぞれのパターンを示します．

### a）入院アルコールリハビリテーションプログラム（ARP）

アルコールリハビリテーションプログラム（alcohol rehabilitation program：ARP）は各医療機関によって入院期間やプログラム内容に幅がありますが，およそ3ヵ月間程度の入院治療を基本としています．本項では久里浜医療センターで行われている ARP について解説します（図2）.

久里浜医療センターの ARP は2段階にわたる治療ステージを設けています．I期治療は「解毒」と表現されるように，飲酒によって傷ついた身体的・精神的状態の改善を主な目的としています．およそ3週間程度の期間をかけ，休養を中心に，アルコール離脱の管理，身体合併症の精査加療が行われます．I期治療を経ると身体および精神的に快適な状態が得られ，それまでの飲酒によって乱れていた生活リズムが是正され，その後に続く教育を基本とするII期治療の準備が整います．

【基本的なプログラム構成】

| 解毒 3週間程度 |
|---|

・離脱管理
・身体的精査
・認知機能評価
・集団ミーティング導入

| 主に休養 体とメンタルの安定 飲酒渇望の減弱 |
|---|

→

| アルコールリハビリテーションプログラム 9週間 |
|---|

・認知行動療法
・アルコール心理教育
・作業療法
・自助グループメッセージ
・試験外泊
・SST
・アンガーマネジメント
・マインドフルネス
・栄養指導，薬剤指導

| 再飲酒防止の学習 |
|---|

図2　入院治療プログラム ARP

3ヵ月間程度の教育プログラムが標準的入院治療

Ⅱ期治療は，現在では9週間の期間をかけています．集団生活で規則正しい生活を送りながら，入院前の飲酒中心の生活から脱却し，断酒を長期に維持・継続できるようリハビリテーションを行います．具体的には，認知行動療法（group treatment of alcohol dependence based on cognitive- behavioral therapy：GTMACK）や心理教育，栄養士による栄養指導，薬剤師による薬剤指導，自助グループ見学，外泊・外出訓練，瞑想，作業・運動療法，ウォーキング，また希望者にはアサーティブトレーニング，アンガーマネジメント，マインドフルネスなどの新たな手法も提供しています．

なかでも入院治療プログラムは集団認知行動療法を主体としており，最大8人までのグループでテキストを使用して行われます．テキストの前半部分は断酒への動機づけを高めるための内容となっており，また後半部分は断酒のためのコーピングスキルの獲得，また健康的なライフスタイルの構築を目的としたトピックが中心です．集団での学習効果を期待し，ほかの参加者の体験や意見と自らを照らし合わせて自身の飲酒問題に向き合いやすくなることや断酒への動機づけが高まること，他者の断酒の対処技術のアイデアを活用することなどが集団療法の利点としてあげられます．久里浜医療センターで行われる ARP の

流れを図2に示します.

## b）アルコール専門外来

　入院治療を経たあとには断酒継続のための外来診療を継続します．また，入院治療を希望しない患者や，重症度から入院治療の提供が過剰と判断しうる患者にも外来診療の継続を勧めます．

　アルコール依存症を持つ人々の断酒の継続率については，一般的に断酒の期間が続くほど再飲酒率は低下し，1～2年の経過で再飲酒率は一定となる傾向が示されています[4]．このように時間経過で再飲酒率は低下するといわれていますが，断酒後には再飲酒にいたりやすいタイミングが存在します．そのため，あらかじめ断酒後に起こりうる心理的イベントなどの見通しを伝え，再飲酒に注意を払うこと，また飲酒の衝動への準備を促すことなど，時期に応じたアドバイスを外来診療の場で提示することができます．また，認知行動療法を含んだ外来プログラムの提供や，日中の空白の時間に飲酒する傾向のある人々に向けて外来デイケアの利用が提案されます．

＊　　　＊　　　＊

　全国の依存症専門医療機関は「依存症対策全国センター」のホームページより検索可能です．本項で解説した重症群や，減酒が困難なケースは次項の内容も参照しつつ，ぜひ専門医療機関への紹介を考慮ください．

## 文献

1) Wallhed Finn S, et al. Treatment for alcohol dependence in primary care compared to outpatient specialist treatment: a randomized controlled trial. Alcohol Alcohol 2018; **53**: 376-385
2) Raistrick D, et al. Review of the effectiveness of treatment for alcohol problems. National treatment agency for substance misuse. 2006. UK
3) Aubin HJ, Daeppen JB. Emerging pharmacotherapies for alcohol dependence: a systematic review focusing on reduction in consumption. Drug Alcohol Depend 2013; **133**: 15-29
4) 長尾　博. 図表で学ぶアルコール依存症, 星和書店, 2005

# 7. 非専門医から精神科医への紹介の タイミングは？

**ポイント**

- ●紹介のタイミングはいつでもよい．早ければ早いほうがよい．
- ●お勧めは抗渇望薬を試して反応がない場合
- ●紹介先の選定も重要である．専門病院をきちんと選ぶ必要がある．
- ●家族相談に対応している専門病院・相談機関へ家族を紹介する．
- ●精神科への紹介状フォーマットのおススメ．

　　内科から精神科へ紹介するためには，いくつかのハードルが想定されます．

　　①疾患の要因，②患者心理の要因，③精神科側の要因，④内科側の要因，といえるかもしれません．そこで，今回は要因ごとに対応を検討していきます．最後に具体例を提示します．

## 1. 疾患の要因

　　どの疾患でも進行度や重症度によって，非専門医から専門医へバトンタッチするタイミングがあります．では，アルコール使用障害については，どのようなタイミングがあるのでしょうか．

　　まず絶対的な基準としては，アルコール性離脱症状がある場合と，社会的（仕事や家庭など）に支障が出ている場合，臓器障害が顕著な場

合です．アルコール性離脱症状とは，お酒が切れると出現する症状です．お酒が切れて数時間で出現する小離脱（早期離脱）には，手指振戦，発汗，動悸があります．お酒が切れて2〜3日後に出現する大離脱（後期離脱）には，振戦せん妄があります．社会的な支障とは，酒臭出勤や遅刻，欠勤，飲酒運転，夫婦喧嘩が増える，離婚，暴言・暴力などのDV，児童虐待などがあたります．このような場合は，ぜひ早めに専門医への紹介をご検討ください．

次に相対的な基準としては，飲酒量が「生活習慣病のリスクを高める飲酒量」を超えている場合です．男性では純アルコール量換算で40 g，女性では同20 gです．この量を超えている場合は，節酒指導の対象と考えてください．節酒指導をご自身で実施される場合は紹介の必要はありませんが，ご多忙な外来で直接指導する時間や体制が取れない場合は，専門医に依頼してよいタイミングになります．

疾患としては上記の症状があれば紹介するタイミングにありますが，患者さん本人にその気がなければ受診にはつながりません．次に示す患者心理を理解する必要があります．

## 2. 患者心理の要因

上記1.で紹介するタイミングを迎えていても，実際に患者さんが精神科受診を拒否する場合がほとんどでしょう．まだまだ精神科受診の敷居は高いのが現状です．そのため，従来の治療は今までどおり内科で行い，お酒に関する治療だけ精神科を受診するという説明をすることで，患者さんの「見捨てられる不安」を軽減することが期待できます．

また，「未知への不安」は当然の心理ですから，主治医ができるだけ具体的な情報提供を行うことがポイントになります．そのためには，主治医自身が精神科への偏見をなくすことが大事です．ご自身の診療圏にある依存症専門医療機関について，ぜひ情報収集を行ってください．一番のお勧めは，依存症を担当している精神科医らと直接知り合

うことです．実際に，専門医に紹介し，治療がうまく行った経験をすることが，何より説得力を生みます．

　それでも，精神科を受診する勇気が出ない，精神科をなぜ受診しなければいけないか納得がいかないということもあります．断酒の覚悟を決めるには相当の時間を要します．

　精神科を受診する覚悟が決まるまでの間，内科で治療を行いつつ，専門医への紹介のタイミングを待つ，というのが実際には多いと思います．

　最近は，約3時間のeラーニングを受講すれば，内科などでも抗渇望薬ナルメフェンの処方が可能となりました．そこで，「いったん内科で抗渇望薬を含めて治療を開始する．ただし，治療がうまく行かなければ，そのときには専門医を受診する」という提案をしてはいかがでしょうか？　治療がうまくいけば，内科で継続治療が可能です．治療がうまくいかない場合も，しばらく内科で通院しながら断酒・減酒に挑戦することで，断酒・減酒の必要性やその難しさを患者さん自身に理解してもらえる場合もあります．そのうえで，再度，専門医への紹介を提案すると，患者さんに納得してもらいやすくなります．この構造は，不眠やうつなどほかの精神科疾患の際に精神科へ受診を勧めるときと同じです．たとえば，軽いうつに対してSSRIを処方し，改善がない場合に精神科を紹介されるでしょう．このプロセスを経ることで患者さんが納得するわけです．ですから，飲酒に関しても，いったんは患者さんの希望に沿って内科で薬物療法も含めて治療を試みるというプロセスが，患者さんの納得につながります．

## 3. 精神科側の要因

　上記1.2.を踏まえて，患者さんがやっと精神科受診した際に，残念ながら門前払いされることもあります．「うちは依存症の治療はやっておりません」といわれるのです．なぜなら，精神科，心療内科のすべて

が，依存症の対応をしているわけわけではないのです．依存症は，特殊な分野扱いをされているのが実情です．ですから，せっかく大事な患者さんを紹介する際に，不幸なミスマッチを防ぎ，適切な精神科を選ぶようにしてください．依存症に対応している精神科を選ぶために，便利なサイトがあります．厚生労働省の委託事業である，依存症対策全国センターのホームページです（https://www.ncasa-japan.jp）．このサイトのトップページに「全国の相談窓口・医療機関を探す」というタブがあります．ここには，健康障害対策基本法に基づき，一定の基準を満たした専門医療機関が自治体ごとに登録されています．

　専門医療機関の特徴として，家族支援も行っています．つまり，患者さん本人が受診拒否していても，ご家族だけで相談や受診ができます．依存症の家族教室を開催している場合もあります．ご家族だけで受診ができることを知らないご家族は案外多いものです．ぜひご家族に情報提供をしてあげてください．

# 4. 内科側の要因

　ようやく，専門医への受診の準備が整いました．いざ紹介しようとなったときに最後の障害が待っています．それは，「精神科への紹介状はどう書いたらいいのだろうか？」という悩みです．ここではそんな悩みを解決するべく，紹介状のフォーマットをご紹介します．（筆者の勤務するあきやま病院の HP からダウンロードできます．https://akiyamahp.or.jp/sessyugairai/）

　診断名は「アルコール使用障害」，紹介目的は「アルコール使用障害の評価及び治療の依頼」とすでに記載済みです．患者さんの希望について，「□断酒　□節酒　□現状維持　□家族相談」のなかから，□にチェックします．アルコール使用障害については，図1に示す内容から，ビール，日本酒，焼酎の概算を選びます．また，仕事への支障の有無，同居人の有無などをチェックします．「症状経過及び治療経過」の

<アルコール使用障害に関して>
・酒量　ビールを　1000mL　以上　・日本酒を　2　合以上
　　　　焼酎を　１合　以上　飲酒する
・仕事への支障　（　あり　なし　）　・家族不和や家庭の悩み　（　あり　なし　）
・同居人（　あり　なし　）　・認知機能低下　（　なし　軽度　中等度　重度　）

図１　精神科への紹介状（抜粋）

欄も一応ありますが，ここはごく簡単で結構です．

現在，精神科医連携加算として，一般科が外来患者を精神科に紹介する場合，所定の点数に200点加算できます．この紹介状でも条件を満たしているので，通常の紹介状の点数に加えて，精神科医連携加算も加算できます．チェック形式の簡便なスタイルですので，ぜひご参考にしていただければ幸いです．

## 5．患者紹介の具体例

［具体例］

A氏：50歳代男性．アルコール性肝障害，高血圧，糖尿病あり．従来から内科通院は続けていたが，肝機能障害が悪化しており，ついに精神科での治療を勧めることにしました．

**主治医）**「この前の血液検査で肝機能がまた悪くなっています．もうこれ以上悪くならないために，精神科で断酒してください．肝臓や高血圧は引き続きこちらで診ますから，お酒の相談は精神科でしてください．」

**A氏）**「精神科なんか絶対嫌です．ここで何とか治療できませんか？」

**主治医）**「では，当院で抗渇望薬を試してみましょう．この薬を使ってもうまく行かなかったら，精神科に紹介しますから」

**A氏**）「ありがとうございます．お酒をやめてみようと思います．」


〜次の診察〜

**主治医**）「お酒はやめられましたか？」

**A氏**）「それが…．数日はやめられたんですが，一杯だけと思って飲んだらまた次の日も飲んでしまって…．なかなかやめられません．」

**主治医**）「では，精神科に紹介しましょう」

**A氏**）「先生，それはまだ待ってください．次こそやめますから．」

**主治医**）「わかりました．もう1回様子をみてみましょう．」


〜同様の診察を数回繰り返したあと〜

**主治医**）「Aさん，今回はいかがでしたか？」

**A氏**）「今回も駄目でした．先生，私もこのままじゃいけないと覚悟を決めました．精神科への紹介状を書いてください．」

**主治医**）「わかりました．Aさんが決心してくれて私も嬉しいです．では，ここから近いB専門医療機関を紹介しましょう．私も今までに何人か患者さんをB病院に紹介してますが，ここのC先生はしっかり話を聞いてくれる先生ですよ．何人も断酒に成功してます．お酒をやめると血液検査もかなりよくなりますよ．私からもC先生によろしくと伝えておきますね」

**A氏**）「はい，よろしくお願いします．頑張ってお酒やめてきますから．」


〜ついに精神科へ受診の覚悟が決まりました．しかし，しばらくして〜

**A氏**）「やっぱり精神科には通いたくないと思って，キャンセルしてきました．」

**家族**）「どうしたらいいでしょうか？　家族は心配してるんですが，本人にやる気がなくて…．」

**主治医**）「B病院は，家族相談もやってますよ．担当の相談員が話を丁寧に聞いてくれますから」

**家族**）「そうなんですね，じゃ私だけでも相談に行ってみます.」

　　〜まず家族が先に B 病院へ相談とつながりました〜

＊　　　＊　　　＊

　①疾患の要因，②患者心理の要因，③精神科側の要因，④内科側の要因に分けて，それぞれをどう乗り越えるかをご紹介しました．そして，最後に具体例を提示しました.

　本項を参考に，一人でも多くの患者さんが早期に治療開始できることを願っています.

# 8. アルコールによる消化器系臓器障害と治療のポイント

## ── A. 食道 ──

## ① 食道運動機能障害への影響と食道炎リスク

### ポイント

● アルコールと食道炎の関連についての文献はそれほど多くない.

● アルコールが食道から胃への通過障害や胃食道逆流症のリスクになりうると報告されているが, 報告によって結果にばらつきがあり, 質の高いエビデンスはない.

● 壊死性食道炎のリスクとしてアルコールがあげられており, 典型的な内視鏡像を認めた場合には飲酒歴の聴取が重要である.

　　アルコール多飲者は男性で14.9%, 女性で9.1%であり, 女性で増加傾向であるといわれ（令和元年 国民健康・栄養調査）, 消化器・内科外来で, アルコール関連疾患に遭遇する機会は多いでしょう. 大量飲酒による食道扁平上皮癌や食道静脈瘤のリスクについては確立されていますが, 食道運動障害や食道炎についての報告は現状では少なく, 確立されたものは多くありません. 本項では食道, 特に食道運動機能障害と食道炎について, 現状での限られた報告をまとめます.

# 1. 食道運動機能への影響について

　　Keshavarzian らは健常者とアルコール中毒患者において，エタノール静脈注射前後での下部食道括約筋圧（lower esophageal sphincter pressure：LESP），LES 弛緩，蠕動圧の変化について報告しています[1]. 全健常者で LESP の一過性低下や LES 弛緩障害が認められた一方で，アルコール中毒患者ではこれらが認められる頻度が低く，耐性が疑われました. 蠕動圧に関しては健常者では低下が認められる一方で，中毒患者では上昇傾向を認めました. 近年，high resolution manometry による食道内圧検査を用いた研究でも同様の報告がされています[2]. LES 弛緩不全を伴う esophagogastric outflow obstruction（EGJOO）の 12.5% にアルコール多飲患者を認め，EGJOO を認めない群より優位に頻度が高かったとされています.

　　現状では検査方法や疾患定義が一定ではなく，かつ多数の患者を登録し，複数の要因を調整した質の高い疫学研究はありません. そのため結果にはばらつきがみられます. しかし上記からは，アルコール多飲が LES 弛緩不全を引き起こし，つかえ症状などの原因になりうる可能性があるとはいえます. 食道内圧検査で EGJOO を認めた場合に，侵襲的な治療を検討する前に，多数の報告があるオピオイドだけでなく，アルコール多飲歴についても聴取が重要であると考えます.

# 2. 胃食道逆流症 (GERD) への影響について

　　アルコールと胃食道逆流症（gastroesophageal reflux disease：GERD）の関連については，過去に複数報告がありますが，GERD の定義の差異（症状，内視鏡，24 時間逆流モニタリングを用いた診断など）やアルコール多飲の定義による結果のばらつきが大きいこと，近年は倫理的に上述のような介入研究は困難と考えられることもあり，質の高いエビデンスはありません. ただ近年のメタ解析では，アルコール多飲は

GERD のリスクになりうると報告されています[3].

　アルコールが GERD を引き起こすメカニズムは不明です．上述のように，アルコールは嚥下時の LES 弛緩不全を起こしうることから，一見すると GERD とは逆の病態（＝通過障害）を引き起こす可能性が高そうです．Kaufman らは食後 pH モニタリングでアルコール摂取があったときにより逆流が多かったと報告しており，食後の一過性 LES 弛緩（嚥下とは関係のない LES 弛緩で，胃食道逆流の主病態といわれている）の頻度を増やす可能性が考えられます．さらにアルコールによる直接の粘膜障害や過敏性を亢進させる可能性も報告されています[4].

# 3. 壊死性食道炎について

　アルコール関連の食道炎としては，ほかに壊死性食道炎があげられます．比較的まれな疾患で，リスクとしては，コントロール不良な糖尿病や悪性腫瘍，感染症，広域抗菌薬，腎不全，アルコール多飲などが考えられています．多くの患者は吐血や黒色便を契機に発見され，補液やプロトンポンプ阻害薬などによる治療が一般的です．致死率は13〜35％と高値ですが，これは壊死性食道炎によるものというよりは背景にある重篤な基礎疾患の影響と考えられています．壊死性食道炎による合併症としては7％未満に穿孔や25〜40％に狭窄があるといわれ，外科的もしくは内視鏡的に侵襲的な処置を要します[5].

［症例提示］
　50歳代男性．来院3日前にウイスキー2瓶以上摂取された．来院2日前に嘔吐を数回認めたのち黒色嘔吐を認め，以後複数回黒色嘔吐と黒色便を認めたため，当院に搬送された．既往歴には HCV（治療後）があり近医で経過観察されていた．来院時，意識清明，血圧 122/86 mmHg，脈拍数 90 回/分，腹部圧痛なし．採血では AST 231 U/L，ALT 130 U/L，LDH 340 U/L，ALP 406 U/L，γ-GTP 933 U/L，T-Bil 3.48 mg/dL，D-

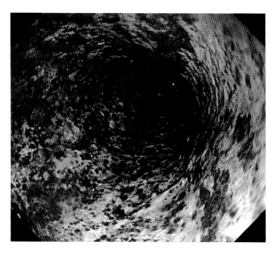

**図1　入院時の緊急内視鏡画像**
下部食道びまん性に白苔と発赤粘膜を認め，血管透見を認めなかった．

Bil 1.46 mg/dL，BUN 16.6 mg/dL，Cr 1.1 mg/dL，Alb 4.2 g/dL．アンモニア 36 μg/dL，Hb 13.7 g/dL，PT 118.4% という所見であった．造影CT では，肝硬変や肝萎縮を示唆する所見なく，側副血行路や造影剤漏出，悪性腫瘍などの出血性病変を疑う所見も認めなかった．同日に施行した緊急内視鏡では，下部食道びまん性に白苔と発赤粘膜を認め，血管透見を認めなかった（図1）．胃食道静脈瘤は認めず，胃十二指腸に出血病変は指摘できなかった．上記からアルコール多飲患者に認める，壊死性食道炎と急性アルコール性肝炎と診断し，入院のうえで禁食，補液，プロトンポンプ阻害薬で治療を開始した．以後，黒色嘔吐やHb 低下なく，肝機能障害も改善し，入院6日目に施行した内視鏡で白苔と発赤の消失とを認めたことを確認して食事開始，入院11日目に退院となった（図2）．以後禁酒のうえで近医経過観察となった．

＊　　　　＊　　　　＊

食道静脈瘤を除くと，食道良性疾患でアルコールが明確なリスクと

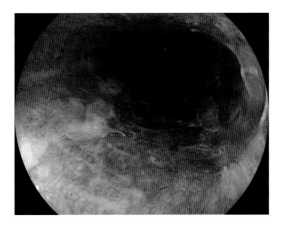

**図2　治療開始後6日目の内視鏡画像**
発赤や白苔は著明に改善し，血管透見も広範囲に認める.

なる頻度の高い疾患はありません．しかしながら，アルコールの食道
運動機能障害，GERDや壊死性食道炎リスクも念頭に置き，アルコー
ル使用障害への対応も考慮する必要があります.

## 文献

1）　Keshavarzian A, et al. Esophageal motor disorder in alcoholics: result of alcoholism or withdrawal? Alcohol Clin Exp Res 1990; **14**: 561-567
2）　Schindler V, et al. Opioid treatment and excessive alcohol consumption are associated with esophagogastric junction disorders. J Neurogastroenterol Motil 2019; **25**: 205-211
3）　Pan J, et al. Alcohol consumption and the risk of gastroesophageal reflux disease: a systematic review and meta-analysis. Alcohol Alcohol 2019; **54**: 62-69
4）　Bujanda L. The effects of alcohol consumption upon the gastrointestinal tract. Am J Gastroenterol 2000; **95**: 3374-3382
5）　Acute esophageal necrosis (black esophagus) - UpToDate. Accessed February 2, 2022.
https://www.uptodate.com/contents/acute-esophageal-necrosis-black-esophagus?search=壊死性食道炎&source=search_result&selectedTitle=1~5&usage_type=default&display_rank=1

# ② 食道癌

## ポイント

●飲酒は本邦における代表的な食道癌のリスク因子です.

●食道癌発生リスクはアルコール代謝能と関連があり, アルコール脱水素酵素 1B 型 (alcohol dehydrogenase：ADH1B), およびアルデヒド脱水素酵素 2 型 (aldehyde dehydrogenase：ALDH2) の遺伝子多型に影響されます.

●禁酒は食道癌治療後の異時性再発だけでなく初発の食道癌の発生も減少させるため, 食道癌罹患・再発の予防策として禁酒指導が重要です.

　　飲酒は本邦における食道癌の代表的なリスク因子ですが, アルコール飲料による臓器障害についての人々の認識や対策はいまだ十分ではありません. アルコールとの適切なつき合い方について患者に指導するには, われわれ医師が飲酒に関連する疾患について深く理解しておく必要があります.

　　本項では, 飲酒が食道癌を発生させるメカニズム, 食道癌ハイリスク患者の拾い上げ方, 食道癌の診断・治療の実際, 食道癌予防の観点から見た禁酒の重要性など, 食道癌診療に携わる医師が知っておくべき飲酒と食道癌との関係について述べます.

# 1. 食道癌の疫学

　国立がん研究センターがん情報サービス（http://ganjoho.jp/reg_stat/index.html）によると，2019年の食道癌死亡者数は11,619人で，全悪性新生物の死亡者数の3.1%に相当し，男性では肺，胃，大腸，膵臓，肝臓，前立腺に次いで7番目に多く，女性では10番目以下です．患者の男女比は約 5.5:1 と男性に多く，好発年齢は60〜70歳代です．食道癌の組織型は扁平上皮癌が約90%と大部分を占めます．好発部位は胸部食道（約87%）で，続いて腹部食道（約8%），頸部食道（約5%）の順に多くなります[1]．

# 2. 食道癌の病態

　食道上皮を構成する細胞には，加齢に伴い遺伝子異常が徐々に蓄積していきますが，高度飲酒歴と喫煙歴のある人ほどこの傾向が顕著であり，TP53遺伝子変異（食道癌で最も高頻度にみられる遺伝子変異）やコピー数異常を有する細胞の割合が著明に増加します[2]．食道癌はこのように上皮細胞に遺伝子異常が蓄積していくプロセスを通して，異形成性変化を経て発生すると考えられています．上皮内で発生した癌は，粘膜下層以深へと浸潤しながら発育し，転移や近接臓器への浸潤をきたします．

# 3. アルコール代謝能と食道癌発生リスク

　経口摂取したアルコールは胃，十二指腸，空腸で吸収され，門脈を介して肝臓に到達し，肝臓内のアルコール脱水素酵素1B型（alcohol dehydrogenase：ADH1B）によりアセトアルデヒドに代謝され，さらにアルデヒド脱水素酵素2型（aldehyde dehydrogenase：ALDH2）に

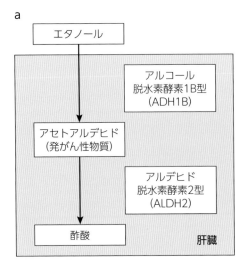

**図1　アルコールの代謝経路と代謝酵素の活性に影響する遺伝子多型**
a：飲料中のアルコールの代謝経路
b：アルデヒド代謝能を規定する ALDH2 の遺伝子多型

よって酢酸へと分解されます（**図1a**）．アセトアルデヒドは，蓄積に
よって頭頸部，食道などに癌を発生させる発がん性物質です．アセト
アルデヒド代謝能，すなわち ALDH2 の活性は ALDH2 遺伝子多型に
よって規定される．日本人の約30〜40％はアセトアルデヒド代謝能の
低い ALDH2 ヘテロ欠損型であり，その ALDH2 活性は正常型の10分
の1以下です（**図1b**）．ALDH2 ヘテロ欠損型の飲酒家ではアセトアル
デヒドが体内に長く残存するため食道癌発生リスクが著しく高いこと

が知られており，横山らは食道癌患者の65〜76％がALDH2ヘテロ欠損型であったと報告しています[3]．日本人の約10％にみられるALDH2ホモ欠損型は，アセトアルデヒドをまったく代謝できず飲酒ができないため，食道癌発生において問題となることはまれです．

食道癌の効率的な発見にはハイリスク患者，つまりALDH2ヘテロ欠損型患者の選別が重要であり，そのためには「フラッシング反応」に着目します．フラッシング反応とは，ビールコップ1杯程度の少量飲酒でも起こる顔面紅潮，眠気，動悸，吐き気，頭痛などの不快な症状を指します．「現在，ビールコップ1杯程度の少量の飲酒ですぐ顔が赤くなる体質がありますか．」，「アルコールを飲み始めた頃の1〜2年間はそういう体質がありましたか．」の2問のいずれかに「はい」と答えれば，飲酒による食道癌発生リスクの高いALDH2ヘテロ欠損型と判定します．この簡易フラッシング質問紙法によって，約90％の感度・特異度でALDH2ヘテロ欠損型患者を判別することができます[4]．簡便かつ高精度であり，日常診療において有用な手法です．

また，ADH1BにもALDH2と同様の遺伝子多型があり，ホモ低活性型ADH1B（*1/*1）は日本人の約7％とまれであるものの，活性型ADH1B（*1/*2と*2/*2）と比較して食道癌発生のオッズ比が2.77倍に上昇することが報告されています[5]．

# 4. 食道癌の診断・評価

食道癌の診断や治療前評価には，下記の検査モダリティを組み合わせて総合的に判断します．

## a) 上部消化管内視鏡検査

食道癌の発見，質的診断，深達度診断において必要不可欠な検査です．癌の浸潤が粘膜下層までに留まる「表在癌」は，NBI（narrow band imaging）/BLI（blue laser imaging）観察において褐色領域（brownish

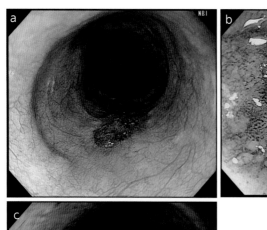
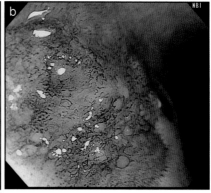
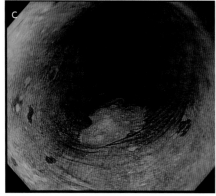

**図 2　表在型食道癌の内視鏡像**

a：NBI 観察．病変は褐色域（brownish area）として視認できる．

b：NBI 併用拡大観察．brownish area は背景粘膜との明瞭な境界を有し，内部に拡張・蛇行・口径不同・形状不均一を示す異常血管を認める．

c：ヨード染色法．食道癌はヨード不染域となる．

area）として描出されます（**図 2a**）．拡大観察にて，brownish area 内に拡張・蛇行・口径不同・形状不均一の 4 徴を示す異常血管が観察できることが癌と診断するうえでの重要な手がかりです（**図 2b**）．表在型食道癌と診断したら，肉眼形態や拡大観察における異常血管の形状[6] に基づいて深達度診断を行います．ヨード染色法は，ヨード・グリコーゲン呈色反応を用いた食道癌の診断法です．正常食道粘膜はグリコーゲンを豊富に含有するため，ヨードとの反応により褐色調になるのに対し，癌部はグリコーゲンに乏しく不染域となります（**図 2c**）．

### b) 超音波内視鏡検査

超音波内視鏡検査（endoscopic ultrasonography：EUS）は表在型食道癌の深達度診断のために施行されますが，その有用性についてはいまだ controversial です．通常観察，NBI/BLI 併用拡大観察，EUS の 3 者を比較した 2022 年のシステマティックレビュー [7] では，EUS はほかの 2 者と比較して深達度を深読み（overdiagnosis）しやすい可能性が示唆されており，適応について慎重な判断が必要です．

### c) 食道造影検査

X 線二重造影法によって食道の全体像や通過状態を把握でき，病変の解剖学的位置の同定や進展範囲診断，深達度診断の一助となります．狭窄や瘻孔の有無の評価にも優れています．

### d) CT/PET-CT

CT は浸潤・転移の精査といった食道癌のステージングに有用です．通常の CT で転移かどうか判断に迷うケースでは，PET-CT における [18]F-FDG（[18]F-fluorodeoxyglucose，フルオロデオキシグルコース）の集積の有無が診断に役立つ場合があります．

## 5. 食道癌の病期分類と治療

本邦では，食道癌の治療は日本食道学会食道癌取扱い規約 [8] に準拠した病期分類に基づいて行われます（図 3）[9]．

### a) Stage 0/Ⅰ

表在型病変かつ転移の無い症例である．内視鏡的深達度に基づいて下記のように治療を選択します．

**①cT1a-EP/LPM**

非全周性病変は内視鏡的切除のよい適応です．全周性病変では病変

a

| 壁深達度 ＼ 転移 | N0 リンパ節転移なし | N1 1群リンパ節転移 | N2 2群リンパ節転移 | N3 3群リンパ節転移 | N4 4群リンパ節転移 | M1 遠隔臓器転移 |
|---|---|---|---|---|---|---|
| T1a 粘膜内 | 0 | Ⅱ | Ⅱ | Ⅱ | Ⅳa | Ⅳb |
| T1b 粘膜下層 | I | Ⅱ | Ⅱ | Ⅱ | Ⅳa | Ⅳb |
| T2 固有筋層 | Ⅲ | Ⅲ | Ⅲ | Ⅲ | Ⅳa | Ⅳb |
| T3 外膜 | Ⅲ | Ⅲ | Ⅲ | Ⅲ | Ⅳa | Ⅳb |
| T4a 胸膜, 心膜など | Ⅲ | Ⅲ | Ⅲ | Ⅲ | Ⅳa | Ⅳb |
| T4b 大動脈, 気管など | Ⅳa | Ⅳa | Ⅳa | Ⅳa | Ⅳa | Ⅳb |

b

| Stage0/Ⅰ | 内視鏡的切除手術 根治的化学放射線療法 |
|---|---|
| Stage Ⅱ/Ⅲ | 術前化学療法＋手術 根治的化学放射線療法 |
| Stage Ⅳa | 根治的化学放射線療法 |
| Stage Ⅳb | 化学療法（＋緩和的放射線療法） Best Supportive Care |

**図3 食道癌の病期と治療指針**

a：食道癌の病期分類
(日本食道学会（編）．臨床・病理 食道癌取扱い規約，第11版，金原出版，p.21，表1-7，2015 より許諾を得て転載)
b：食道癌病期別の治療選択肢

長径が大きいほど内視鏡的切除後に食道狭窄をきたすリスクが高くなります．そのため，長径5cm以上であれば手術や化学放射線療法（chemoradiotherapy：CRT）を選択します[10]．

### ②cT1a-MM/T1b-SM1

cMM/SM1癌の27.4〜55.2％は内視鏡的切除で治癒する可能性が高いpEP/LPM癌です．切除後病理結果で非治癒切除と判定されても，追加

治療（手術やCRT）により良好な予後が期待できることから，食道癌に対するESD/EMRガイドライン[10]では「cMM/SM1と診断した非全周性の食道扁平上皮癌に対して，内視鏡切除を行うことを弱く推奨する」としています．全周性病変では内視鏡的切除による狭窄リスクを考慮し，はじめから手術やCRTを検討します．

### ③cT1b-SM2

粘膜下層深部浸潤癌では転移率が50%程度あり，内視鏡治療の適応外です．手術が推奨されますが，食道温存を希望する症例ではCRTを施行します．

## b）Stage Ⅱ/Ⅲ

深達度T4aまで，かつ転移が第3群リンパ節までの症例です．術前に補助化学療法を行ったあとに食道切除を行う群が，術後に補助化学療法を行う群に比して有意に生存期間を延長し，標準治療となりました[11]．耐術能のない患者などではCRTを選択します．

## c）Stage Ⅳa

大血管や気道などへの浸潤，もしくは第4群リンパ節への転移を有する症例です．全身状態が良好な症例では，CRTにより根治が期待できます．一方，CRT施行例の2年または3年全生存割合は約20〜30%[9]と決して高くはなく，治療導入時に致死的合併症（穿孔・穿通）が約10〜20%の患者に発生するとされているため，リスク・ベネフィットを患者に十分に説明したうえで実施を検討する必要があります．

## d）Stage Ⅳb

遠隔臓器転移を有する症例で，全身化学療法が中心となります．通過障害がある症例では原発巣への緩和的放射線療法が選択肢となります．全身状態が不良の症例ではbest supportive careへの移行を検討します．

# 6. 食道癌予防における禁酒指導の重要性

　食道癌患者の多くは filed cancerization 現象[12] によって，治療後に異時性多発病変をきたします．一方，禁酒は食道癌の異時性再発を減少させることが知られており，Katada ら[13] による検討では，食道癌内視鏡的切除後の症例において，禁酒によって異時性多発病変の累積発生率を 53％減少させる（HR 0.47，95％CI 0.25〜0.91，$p=0.025$）こと，特に食道内に多発ヨード不染域（ALDH2 ヘテロ欠損との関連が指摘されている）を有する患者では 77％の減少効果（HR 0.23，95％CI 0.09〜0.60，$p=0.003$）が期待できることが報告されています．

　食道癌に罹患したことのない多量飲酒者についても，5 年間禁酒した者は食道癌発生のリスク比が 0.78（95％CI 0.66〜0.93，$p=0.007$）となり，一定期間の禁酒によって食道癌の予防効果があることが示されています[14]．

　以上から，禁酒は食道癌治療後の異時性再発だけでなく初発の食道癌の発生も減少させるため，既往歴にかかわらず多量飲酒家には禁酒を強く勧めることが望ましいといえます．

＊　　　＊　　　＊

　食道癌は病期が進むにつれて大きな侵襲を伴う集学的治療が必要となり，予後も悪化します．食道癌の発生は飲酒習慣やアルコール代謝能と密接に関連しており，罹患率や死亡率を改善するためには，診療にあたる医師が禁酒の必要性を十分理解し，患者に啓蒙していくことが何より重要です．

## 文献

1) Watanabe M, et al. Comprehensive registry of esophageal cancer in Japan, 2014. Esophagus 2022; **19**: 1-26
2) Yokoyama A, et al. Age-related remodelling of oesophageal epithelia by mutated cancer drivers. Nature 2019; **565**: 312-317
3) 横山　顕，大森　泰．【食道表在癌の診断と治療】食道扁平上皮癌のハイリスクグループ．日本消化器病学会雑誌 2013; **110**: 1745-1752

4) Zhang L, et al. Gene-environment interactions on the risk of esophageal cancer among Asian populations with the G48A polymorphism in the alcohol dehydrogenase-2 gene: a meta-analysis. Tumour Biol 2014; **35**: 4705-4717

5) Yokoyama T, et al. Alcohol flushing, alcohol and aldehyde dehydrogenase genotypes, and risk for esophageal squamous cell carcinoma in Japanese men. Cancer Epidemiol Biomarkers Prev 2003; **12** (11 Pt 1): 1227-1233

6) Oyama T, et al. Prediction of the invasion depth of superficial squamous cell carcinoma based on microvessel morphology: magnifying endoscopic classification of the Japan Esophageal Society. Esophagus 2017; **14**: 105-112

7) Inoue T, et al. Endoscopic imaging modalities for diagnosing the invasion depth of superficial esophageal squamous cell carcinoma: a systematic review. Esophagus 2022

8) 日本食道学会（編）．臨床・病理 食道癌取扱い規約，第 11 版，金原出版，2015

9) 日本食道学会（編）．食道癌診療ガイドライン 2017 年版，金原出版，2017: p.xv, 131

10) 石原　立ほか．食道癌に対する ESD/EMR ガイドライン．日本消化器内視鏡学会雑誌 2020; **62**: 221-271

11) Ando N, et al. A randomized trial comparing postoperative adjuvant chemotherapy with cisplatin and 5-fluorouracil versus preoperative chemotherapy for localized advanced squamous cell carcinoma of the thoracic esophagus (JCOG9907). Ann Surg Oncol 2012; **19**: 68-74

12) Slaughter DP, et al. Field cancerization in oral stratified squamous epithelium; clinical implications of multicentric origin. Cancer 1953; **6**: 963-968

13) Katada C, et al. Alcohol consumption and multiple dysplastic lesions increase risk of squamous cell carcinoma in the esophagus, head, and neck. Gastroenterology 2016; **151**: 860-869.e7

14) Miyazaki T, et al. Decreased risk of esophageal cancer owing to cigarette and alcohol cessation in smokers and drinkers: a systematic review and meta-analysis. Esophagus: official journal of the Japan Esophageal Society 2017; **14**: 290-302

# 8. アルコールによる消化器系臓器障害と治療のポイント
## —— B. 胃 ——

## ① 胃粘膜障害・胃炎

### ポイント

● アルコールによる急性胃粘膜障害は濃度依存性で，また同程度の濃度であった場合，純エタノールのほうがアルコール飲料と比較し障害度が高い．

● アルコール性慢性肝障害の胃粘膜への影響として門脈圧亢進症性胃症（PHG）があげられる．PHG では時に出血をきたすことがあり，アルゴンプラズマ凝固での止血が報告されているが，背景に肝硬変を有していることからも難治である．

　アルコール摂取による身体への影響は多岐にわたります．その影響は急性期〜慢性期，また症状も軽度のものから重篤・致命的になるものまで様々です．今回はそのなかでもアルコールによる急性胃粘膜障害とアルコール性慢性肝障害肝患者に起こりうる門脈圧亢進症性胃症（portal hypertensive gastroenteropathy：PHG）について述べます．

# 1. アルコールによる急性胃粘膜障害

　Knoll らは健常人を対象に，アルコールの胃粘膜への影響を報告しています．この研究ではビール，白ワイン，ウイスキー，および4%，10%，40%の純エタノールを胃前庭部に散布し，胃粘膜の変化を経時的に観察しています．散布前，散布直後，30分後，60分後，240分後，24時間後に内視鏡下で散布部の観察を行いました．結果として散布後30分ほどで粘膜障害が始まり，60分後に粘膜障害が最大となることが報告されています．また，純エタノールのほうがビール・ワイン・ウイスキーと比較し胃粘膜障害の程度が強く，これは濃度依存性であったとされています．そして高濃度エタノール（10%以上），およびウイスキーで誘発された病変は24時間以上残存していたと記しています[1]．

　アルコールの胃粘膜に対する障害の機序は酸分泌刺激，胃内容物排出遅延によって微小血管循環障害，表層上皮細胞の破壊により粘膜障害が引き起こされると考えられています．その内視鏡所見はまだら状発赤，びらん，出血斑・滲出物，（出血性）潰瘍とされ，いわゆる急性胃炎の像を呈します．アルコールに特異的な粘膜所見に関しての報告はありません．出血や潰瘍形成にいたる場合にはその治療が必要となることもありますが，通常アルコールによる粘膜障害は一時的とされており自然に改善が期待されます．しかしながらアルコールの常飲歴がある場合には胃炎が残存する可能性も多いと報告されています[2]．

# 2. アルコール性慢性肝障害・肝硬変による慢性の胃粘膜変化：門脈圧亢進症性胃症

## a）門脈圧亢進症性胃症の病態

　アルコールにより急性胃炎が引き起こされる可能性に関しては前述のとおりですが，患者背景を考えると，普段からアルコール大量摂取歴があり慢性の胃粘膜変化を伴っている可能性も少なくないと推察さ

れます．アルコールを長期にわたり過剰摂取することで，肝炎から肝硬変の状態まで病態が進行するとやがて門脈圧の上昇が引き起こされます．PHG はその門脈圧上昇を背景とする胃粘膜のうっ血性病変です．組織学的には炎症を伴わず，粘膜内の毛細血管と集合細静脈の拡張と粘膜の浮腫性変化を認めます．慢性出血や貧血の原因となることが考えられており，背景に肝硬変を有していることからも難治といわれています．その有病率は肝硬変患者のうち 15〜90％とまばらですが高頻度ではあり [3]，Child A で 84％，Child C で 93％であったとの報告があります [4]．

## b）内視鏡所見と分類

　門脈圧亢進症の出現と進行に伴い，胃小窩の腫脹・拡大，毛細血管の拡張と血管周囲の粘膜内出血，胃小区の明瞭化，集合細静脈の拡張が生じます．PHG では拡張した毛細血管と集合細静脈または粘膜内の出血と胃小区内の浮腫によって様々な所見が呈されると考えられています [5]．PHG の内視鏡分類は 1975 年に Taor らによりはじめて報告され，現在 McCormack が発表した分類法が広く用いられています [6]．McCormack 分類では上述した門脈圧亢進による変化を，その強弱の程度や組み合わせによって現れる特徴的な内視鏡像として 5 つあげ，それぞれを軽症と重症に分類しています（表 1）．

　Superficial reddening は，浮腫は軽度ですが毛細血管と集合細静脈が拡張して表面が赤色にみえる状態です（図 1）．

### 表 1　McCormack 分類

| | |
|---|---|
| Mild | • Fine pink speckling（scarlatiniform rash）<br>• Superficial reddening<br>• Snakeskin appearance（Mosaic pattern） |
| Severe | • Cherry red spot（Direct red spots）<br>• Diffuse hemorrhagic lesion |

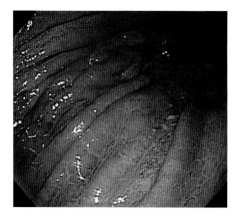

図1 Superficial reddening

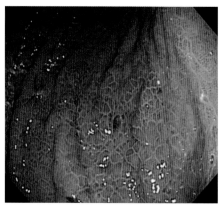

図2 Snakeskin appearance

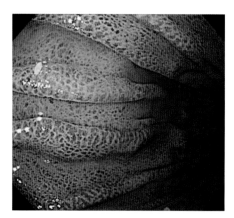

図3 Cherry red spot

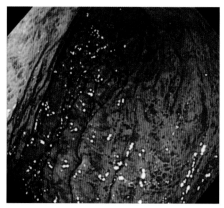

図4 Diffuse hemorrhagic lesion

Snakeskin appearance は毛細血管と集合細静脈の拡張に加え，胃小区の浮腫によって白色調となり，ヘビのうろこのようにみえる状態を指します（図2）.

Cherry red spot は浮腫が進行することで毛細血管が目立たなくなり，集合細静脈のみが目立った状態（図3），

Diffuse hemorrhagic lesion は粘膜内で出血が発生した状態とされています（図 4）.

また McCormack 分類のほか，本邦からは Toyonaga らが臓器反射スペクトル法による重症度分類を 1999 年に発表しています[7]．この分類では PHG におけるうっ血の程度を Grade 1 軽症：点状まだら状発赤，Grade 2 中等度：びまん性発赤，Grade 3 高度：出血を伴うもの，の 3 段階に分類しています．

## c）PHG の治療

急性出血時にはアルゴンプラズマ凝固（argon plasma coagulator：APC）の有用性が報告されています．また，門脈圧の低下を期待して非選択的 β 遮断薬であるプロプラノロールが広く用いられています．β受容体を遮断することで，心拍出量と肝動脈血流量の低下，門脈へ還流する器官の血管抵抗性の上昇による肝血流量の低下が機序とされており，その有効性が示唆されています．その他薬剤療法ではバソプレシンやソマトスタチンの有用性の報告や外科手術ではシャント術が有効であったとの報告もあります[8]．

## 文献

1) Knoll MR, et al. Action of pure ethanol and some alcoholic beverages on the gastric mucosa in healthy humans: a descriptive endoscopic study. Endoscopy 1998; **30**: 293-301
2) 小林世美ほか．アルコールによる急性胃病変症例．胃と腸 1973; **8**: 89-92
3) Nishino K, et al. Portal hypertensive gastropathy in liver cirrhosis: prevalence, natural history, and risk factors. Intern Med 2022; **61**: 605-613
4) 西崎泰弘ほか．慢性肝障害の進展と門脈圧亢進症性胃症の関連について．日本門脈圧亢進症会誌 2002; **8**: 57
5) 西崎泰弘ほか．門脈圧亢進症性胃症．日本門脈圧亢進症会誌 2010; **16**: 58-68
6) McCormack TT, et al. Gastric lesions in portal hypertension: inflammatory gastritis or congestive gastropathy? Gut 1985; **26**: 1226-1232
7) Toyonaga A, et al. Endoscopic histologic and haemodynamic studies on portal hypertensive gastric mucosa. J Gastroenterol Hepatol 1989; **4**: 132-135
8) 高木忠之ほか．門脈圧亢進症性胃症（PHG）．消化器内視鏡 2016; **28**: 1338-1339

# 8. アルコールによる消化器系臓器障害と治療のポイント
## ── C. 肝臓 ──

## ① 脂肪肝

### ポイント

●アルコール性脂肪肝は，過剰飲酒により肝細胞質内の脂肪滴が過剰に蓄積する状態をいう.

●過剰飲酒者の90％程度にみられ，通常は無症状で，禁酒により改善する.

## 1. 病態

　　脂肪肝は，エネルギーの過剰摂取や脂質消費量の低下により，肝細胞質内の脂肪滴が過剰に蓄積する状態であり，アルコール性と非アルコール性の2つに分類されます．エタノール換算で60 g/日以上の飲酒を伴う脂肪肝はアルコール性（ただし女性では40 g/日程度の飲酒でもアルコール性肝障害を起こしうる），男性30 g/日未満，女性20 g/日未満は非アルコール性（non-alcoholic fatty liver disease：NAFLD）と定義されます．本邦におけるアルコール性肝障害の概念はJASBRAアル

### 表1 アルコール性肝障害の概念

「アルコール性」とは，長期（通常は5年以上）にわたる過剰の飲酒が肝障害の主な原因と考えられる病態で，以下の条件を満たすものを指す.

1. 過剰の飲酒とは，1日平均純エタノール60g以上の飲酒（常習飲酒家）をいう. ただし女性やALDH2活性欠損者では，1日40g程度の飲酒でもアルコール性肝障害を起こしうる.
2. 禁酒により，血清AST，ALTおよびγ-GTP値が明らかに改善する.
3. 肝炎ウイルスマーカー，抗ミトコンドリア抗体，抗核抗体がいずれも陰性である.

（アルコール医学生物学研究会. JASBRA アルコール性肝障害診断基準2011年版（2021年小改訂）http://plaza.umin.ac.jp/jasbra/sub-kijyun.html より許諾を得て転載）

コール性肝障害診断基準（2011年版）に示されています（**表1**）. JASBRA アルコール性肝障害診断基準では，アルコール性肝障害の病型は，アルコール性脂肪肝（alcoholic fatty liver），アルコール性肝線維症，アルコール性肝炎，アルコール性肝硬変，アルコール性肝癌に分類されます[1]. 一方，欧州肝臓学会ではアルコール性肝疾患はアルコール関連肝疾患と呼ばれ，アルコール性脂肪肝から，アルコール性脂肪肝炎，肝線維症，肝硬変，さらにその合併症までが含まれます[2]. アルコール性脂肪肝は，肝組織病変の主体が，肝小葉の30%以上（全肝細胞の約1/3以上）にわたる脂肪化（fatty change）であり，そのほかには顕著な組織学的な変化が認められないことが特徴とされています. 脂肪化が肝小葉の30%未満の場合は，アルコール性脂肪化（alcoholic steatosis）と記載し，アルコール性脂肪肝と区別します. アルコール性脂肪肝は飲酒に伴う肝障害の初期の病型であり，過剰飲酒者の90%以上に脂肪肝が認められ，通常は無症状で，禁酒により改善します[3]. アルコール性脂肪肝患者88例を対象とした平均10.5年の観察において，7例（12.3%）が肝線維症に，9例（9.6%）が肝硬変に進行したと報告されています[4]. また，アルコール性脂肪肝患者の5〜10%が5年以内に肝硬変に進行し[5]，過剰飲酒者において脂肪肝の存在は肝線維化進展の独立予測因子のひとつであると報告されています[6].

## 2. 発症メカニズム

　アルコール摂取に伴う肝細胞への脂質蓄積に関して，様々なメカニズムが報告されています（図1）．摂取されたアルコールは，アルコールデヒドロゲナーゼ（alcohol dehydrogenase：ADH）やチトクロームP450 2E1（CYP2E1）により酸化され，アセトアルデヒドとなり，アル

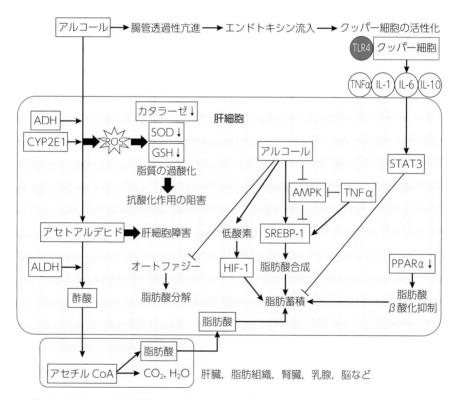

**図1　アルコール性肝障害の発症メカニズム**

ADH：alcohol dehydrogenase，CYP2E1：cytochrome P450 2E1，ALDH：aldehyde dehydrogenase，ROS：reactive oxygen species，SOD：superoxide dismutase，GSH：glutathione，AMPK：5' adenosine monophosphate-activated protein kinase，PPARα：peroxisome proliferator-activated receptor α，HIF：hypoxia-inducible factors

デヒドデヒドロゲナーゼ (aldehyde dehydrogenase：ALDH) により酢酸に変換され，アセチル CoA を経て脂肪酸が合成されます．アルコールの過剰摂取により脂肪酸供給が増加し，中性脂肪が蓄積します．また，アセトアルデヒドは肝細胞障害を惹起します．活性酸素種 (reactive oxygen species：ROS) は，様々なアルコール代謝過程で発生し，カタラーゼやスーパーオキシドディスムターゼ (superoxide dismutase：SOD)，グルタチオン (glutathione：GSH) の減少，あるいは脂質の過酸化を増加させることにより，肝細胞における抗酸化作用を阻害します．一方，アルコール摂取により腸管透過性が亢進し，流入したエンドトキシンにより TLR4 を介してクッパー細胞が活性化します．その結果 TNF-$\alpha$，ROS，IL-1，IL-6，IL-8，IL-10 の産生が増加します．IL-6，IL-10，IL-22 は，signal transducer and activator of transcription 3 (STAT3) の活性化を介して，アルコール性脂肪肝を改善する可能性が報告されています[7, 8]．また，アルコールは，核内レセプター peroxisome proliferator-activated receptor $\alpha$（PPAR$\alpha$）の発現低下を介した脂肪酸 $\beta$ 酸化抑制により，肝細胞内の脂肪蓄積を引き起こすと考えられています．さらに，脂肪酸合成を正に制御する転写因子 SREBP-1 がアルコールにより誘導され，SREBP-1 を負に制御するアデノシン一リン酸活性化プロテインキナーゼ (AMPK) がアルコールにより抑制され，脂肪酸合成が促進します．通常，アルコール摂取時に，脂肪滴の分解により脂質蓄積を抑制するオートファジーが活性化します．しかし，アルコール摂取を継続すると，オートファジーが阻害され，脂肪蓄積が増加します．また，アルコール摂取により細胞内が低酸素状態になると，低酸素誘導因子 (hypoxia-inducible factors：HIF) が活性化し，肝内に脂肪が蓄積します．このようにアルコールはその代謝産物を介して直接的，間接的に肝毒性をきたします[9]．

# 3. 診断・評価

　アルコール性脂肪肝は基本的に無症状です．過度のアルコール摂取と肝障害を示す検査所見を呈した場合にアルコール性肝障害を疑います[10]．アルコール性肝障害では，初期においてはアスパラギン酸アミノトランスフェラーゼ（aspartate aminotransferase：AST），アラニンアミノトランスフェラーゼ（alanine aminotransferase：ALT），γ-グルタミルトランスフェラーゼ（γ-glutamyltransferase：γ-GT），平均赤血球容積（mean corpuscular volume：MCV），IgAの上昇を認め，より進行するとアルブミン値の低下やプロトロンビン時間の延長，ビリルビン値の上昇，血小板減少などを認めます．アルコール性脂肪肝ではAST値がALT値より高くなる傾向があり，非アルコール性脂肪性肝疾患ではAST/ALT比が1未満であることが多い一方，アルコール性脂肪肝ではAST/ALT比が1以上になることが多いです[11]．

　画像検査で肝内の脂質蓄積や肝腫大が認められれば脂肪肝を疑います[11]．超音波検査は非侵襲的かつ安価であり，脂肪肝のスクリーニングに広く用いられています．脂肪肝は肝細胞内の脂肪沈着に起因する実質性の反射の増加によりびまん性の高エコー（高輝度肝）として描出されます[12]．また，肝腎コントラストや肝脾コントラスト，深部減衰，肝内門脈枝・肝静脈枝の不明瞭化も脂肪肝に特徴的な所見です．超音波検査による脂肪肝の感度は60〜94％，特異度は88〜95％と報告されていますが，30％を超える脂肪沈着であれば感度は80％程度，10〜20％程度の脂肪沈着であれば感度は55％程度と，脂肪沈着の程度により診断精度が変化します[13]．また，超音波検査は術者の技量に依存することが欠点のひとつです[14]．

　脂肪肝における肝脂肪化定量として，超音波減衰法による肝脂肪量の非侵襲的な評価が2022年4月より保険収載されています．controlled attenuation parameter（CAP）法は，肝臓の脂肪組織を通過する際の超音波の減衰を測定し，肝脂肪量を評価します．CAP法，通常の腹部超音波検査，肝生検を受けたアルコール性肝疾患患者562人を

含むヨーロッパの多施設共同前向き研究では，CAP法による脂肪肝評価において，軽度，中等度，高度それぞれのAUROCは0.77，0.78，0.82であり，CAP値290dB/m以上の症例の脂肪肝の診断特異度は88％であったと報告されています[15]．また，CAPはアルコール性肝疾患者の脂肪肝の診断において，通常の腹部超音波検査よりも優れていることが示されています．

MRI検査におけるproton density fat fraction（PDFF）値が肝脂肪化と相関することから，PDFFが肝脂肪化評価法として用いられています．MRI-PDFFは磁場強度や肝疾患の成因，鉄過剰や炎症などの影響を受けないこと[16, 17]，5％以上の脂肪沈着に対するMRI-PDFFの感度と特異度はそれぞれ76.7〜90.0％，80.2〜87.0％と診断精度が高いことが報告されています[18]．

肝生検はアルコール性脂肪肝の診断に必須ではありませんが，アルコール性肝疾患の進行度の判定，アルコール性肝硬変の存在を知るうえで有用です．肝生検では肝細胞の膨化と脂肪滴，好中球主体の炎症細胞浸潤，Mallory体が特徴的です．

# 4. 治療

アルコール摂取を継続することはアルコール性脂肪肝を含むアルコール性肝疾患の最大のリスク因子であり，アルコール性肝疾患に対する治療の基本はアルコール摂取の中止です[19]．アルコール性肝疾患のどの段階においても禁酒は予後改善につながります．また，アルコール依存を早期に診断することが禁酒または減酒に役立つと考えられています[20]．さらに，アルコール性脂肪肝患者は，過栄養となっている面もあることから，減量も重要です．

ISBN978-4-524-23498-1
C3047 ¥3000E

消 ... 仁 志 編

部数

書名 消化器科医のための臓器障害の診療マニュアル
アルコール依存症・減酒療法のススメ

注文伝...

取次・書店名

定価内（本体3,000円＋税10%）

9784524234981

南江堂売上カード

| 書名 | 消化器科医のための<br>アルコール臓器障害<br>診療マニュアル<br>―減酒療法のススメ | 吉治仁志 編 |

定価 3,300 円
（本体 3,000 円＋税 10%）

9784524234981

192304703000

ISBN978-4-524-2
C30

# 文献

1) アルコール医学生物学研究会. JASBRA アルコール性肝障害診断基準 2011 年版 (2021 年小改訂) http://plaza.umin.ac.jp/jasbra/sub-kijyun.html

2) European Association for the Study of the Liver. EASL Clinical Practice Guidelines: Management of alcohol-related liver disease. J Hepatol 2018; **69**: 154-181

3) Gao B, et al. Alcoholic liver disease: pathogenesis and new therapeutic targets. Gastroenterology 2011; **141**: 1572-1585

4) Teli MR, et al. Determinants of progression to cirrhosis or fibrosis in pure alcoholic fatty liver. Lancet 1995; **346**: 987-990

5) Deleuran T, et al. Cirrhosis and mortality risks of biopsy-verified alcoholic pure steatosis and steatohepatitis: a nationwide registry-based study. Aliment Pharmacol Ther 2012; **35**: 1336-1342

6) Mathurin P, et al. Fibrosis progression occurs in a subgroup of heavy drinkers with typical histological features. Aliment Pharmacol Ther 2007; **25**: 1047-1054

7) Miller AM, et al. Molecular mechanisms of alcoholic liver disease: innate immunity and cytokines. Alcohol Clin Exp Res 2011; **35**: 787-793

8) Ki SH, et al. Interleukin-22 treatment ameliorates alcoholic liver injury in a murine model of chronic-binge ethanol feeding: role of signal transducer and activator of transcription 3. Hepatology 2010; **52**: 1291-1300

9) Szabo G, et al. Focus on: Alcohol and the liver. Alcohol Res Health 2010; 33: 87-96

10) European Association for the Study of Liver. EASL clinical practical guidelines: management of alcoholic liver disease. J Hepatol 2012; **57**: 399-420

11) Menon KV, et al. Pathogenesis, diagnosis, and treatment of alcoholic liver disease. Mayo Clin Proc 2001; **76**: 1021-1029

12) Schwenzer NF, et al. Non-invasive assessment and quantification of liver steatosis by ultrasound, computed tomography and magnetic resonance. J Hepatol 2009; **51**: 433-445

13) Lupşor-Platon M, et al. Noninvasive assessment of liver steatosis using ultrasound methods. Med Ultrason 2014; **16**: 236-245

14) Strauss S, et al. Interobserver and intraobserver variability in the sonographic assessment of fatty liver. AJR Am J Roentgenol 2007; **189**: W320-W323

15) Thiele M, et al. Controlled attenuation parameter and alcoholic hepatic steatosis: Diagnostic accuracy and role of alcohol detoxification. J Hepatol 2018; **68**: 1025-1032

16) Permutt Z, et al. Correlation between liver histology and novel magnetic resonance imaging in adult patients with non-alcoholic fatty liver disease - MRI accurately quantifies hepatic steatosis in NAFLD. Aliment Pharmacol Ther 2012; **36**: 22-29

17) Noureddin M, et al. Utility of magnetic resonance imaging versus histology for quantifying changes in liver fat in nonalcoholic fatty liver disease trials. Hepatology 2013; **58**: 1930-1940

18) Lee SS, et al. Radiologic evaluation of nonalcoholic fatty liver disease. World J Gastroenterol 2014; **20**: 7392-7402

19) Brown RS Jr. Transplantation for alcoholic hepatitis--time to rethink the 6-month "rule". N Engl J Med 2011; **365**: 1836-1838

20) Bergheim I, et al. Treatment of alcoholic liver disease. Dig Dis 2005; **23**: 275-284

# ② アルコール性肝炎

## ポイント

- ●組織学的には肝細胞の膨化（ballooning）と壊死，Mallory 体，好中球の浸潤がみられる．
- ●アルコール性肝障害で，著明な肝脾腫，黄疸，発熱，末梢血白血球数の増加がみられる場合にアルコール性肝炎と診断する．
- ●わが国では重症度を Japan Alcoholic Hepatitis Score（JAS）によって判定する．
- ●重症型アルコール性肝炎では副腎皮質ステロイドを用いた治療が行われているが，治療体系に関するコンセンサスは確立されていない．

## 1. 病態

　アルコール性肝障害のうち，肝組織病変の主体が肝細胞の変性，壊死で，小葉中心部を主体とした肝細胞の著明な膨化（風船化：balloon-ing）と，様々な程度の肝細胞壊死がみられる病型が，アルコール性肝炎（alcoholic hepatitis）です．上記の病理所見とともに Mallory 体（アルコール硝子体），好中球浸潤の両者ないしいずれかを伴う場合を定型的，上記所見のみで両者を欠く場合を非定型的としています[1]．

　背景が脂肪肝，肝線維症，肝硬変のいずれでも，上記の病理組織学的所見を満たす場合はアルコール性肝炎とみなされます．肝硬変に併発した症例は acute-on-chronic liver failure（ACLF）の病態を呈し[2,3]，腎不全，播種性血管内凝固（disseminated intravascular co-agulation：DIC），呼吸器不全，心不全などの多臓器不全（multiple organ fail-ure：MOF）を併発する場合があります．わが国における ACLF の全国

調査では，成因はアルコール性，急性増悪要因も大量飲酒の症例が最多で，重症型アルコール性肝炎に相当する症例が38%を占めていました[4].

## 2. 診断

わが国では，飲酒量の増加を契機にトランスアミナーゼ値がAST優位に上昇し，高度の肝腫大，黄疸，発熱，末梢血白血球数とCRP値の上昇などがみられる場合は，肝生検未実施でもアルコール性肝炎と診断しています[1]. 米国肝臓病学会（AASLD）のガイドラインでは，肝機能検査値異常として "AST>50 IU/L，AST/ALT>1.5 かつ AST，ALT<400 IU/L" および "総ビリルビン>3.0 mg/dL" の基準が設定されています[5]. また，欧州肝臓学会（EASL）のガイドラインでも，好中球数増多，高ビリルビン血症（>50 μmol/L：2.925 mg/dL）とともに，"AST>50 IU/mL，しかし 300 IU/mL 超はまれ，AST/ALT>1.5〜2.0" との記載があります[6]. 血清トランスアミナーゼ値の上昇が軽度の重症例が多いことに留意する必要があります.

## 3. 重症度の評価

わが国では Japan Alcoholic Hepatitis Score（JAS）（表1）を用いて重症度を判定しており，合計が10点以上の症例は重症型として，速やかに集学的治療を開始します[1]. 8，9点の中等症症例も重症化のリスクがあり，治療の対象になる場合があります. また，ACLFの診断基準を満たす症例およびその類縁病態と診断された症例に関しては，肝，腎，中枢神経，血液凝固，循環器，呼吸器の臓器機能障害に応じて，重症度を grade-0，-1，-2，-3 の4段階に分類します[2, 3].

欧米では model for end stage liver disease（MELD）とともに[7]，

表1 Japan Alcoholic Hepatitis Score (JAS)

| Score | 1 | 2 | 3 |
|---|---|---|---|
| 白血球数：μL | < 10,000 | 10.000 ≦ | 20,000 ≦ |
| クレアチニン：mg/dL | ≦ 1.5 | 1.5 < | 3.0 ≦ |
| プロトロンビン時間：INR | ≦ 1.8 | 1.8 < | 2.0 ≦ |
| 総ビリルビン：mg/dL | < 5.0 | 5.0 ≦ | 10 ≦ |
| 消化管出血 or DIC | なし | あり | ― |
| 年齢：歳 | < 50 | 50 ≦ | |

10点以上：重症，8〜9点：中等症，7点以下：軽症

(アルコール医学生物学研究会. JASBRA アルコール性肝障害診断基準 2011 年版 (2021 年小改訂) http://plaza.umin.ac.jp/jasbra/sub-kijyun.html より許諾を得て転載)

Maddrey discriminant function (MDF)[8]，Glasgow Alcoholic Hepatitis Score (GAHS)[9]，Age/bilirubin/INR/creatinine (ABIC) スコア[10]，Lille スコア11) が重症度分類に用いられています．AASLD ガイドラインでは MELD 20 超ないし MDF 32 以上を，EASL ガイドラインでは MELD 20 超ないし GAHS 9 以上を重症型として副腎皮質ステロイドによる治療を開始し，いずれも 7 日後に Lille スコアで治療効果を判定しています[4,5]．

# 4. 治療

　治療の原則は禁酒と栄養管理です．JAS (表1) で軽症に分類される症例は，大部分が禁酒のみで回復します．しかし，重症例と中等症例の一部は，集学的治療が必要になります．AASLD と EASL のガイドラインは，いずれもプレドニゾロンを 40 mg/日で投与し，必要に応じて N-アセチルシステインを併用することを推奨しています[4,5]．しかし，禁忌事項の事前確認が重要で，コントロールが不十分の感染症と消化管出血，血清クレアチニン値 2.5 mg/dL 超，MOF，ショックなど

が AASLD ガイドラインには提示されています [4].

　わが国では大量の副腎皮質ステロイド（メチルプレドニゾロン 1,000 mg/日）を静脈内投与するパルス療法を実施するのが一般的です. また, 保険認可を受けていないが, 顆粒球除去療法（granulocyte/monocyte absorptive apheresis：GMA）を実施する場合があります [12]. 筆者らは副腎皮質ステロイドのパルス投与を 3 日のみ実施し, その翌日から 3 日連続で GMA を行う sequential 療法を提唱しています [13]. 副腎皮質ステロイドの作用で肝の内皮細胞に接着した活性化好中球の demargination を促し, これを GMA で除去するといったストラテジーの治療法です. その有効性に関しては, 今後の検証が必要です. また, わが国では肝性脳症が出現した症例では, on-line の血液濾過透析（hemodiafiltration：HDF）を主体とした人工肝補助を実施する場合があります.

　欧米では副腎皮質ステロイドが適応外の症例と同治療が無効の症例では, 肝移植を実施することが推奨されています [4, 5]. しかし, わが国では生体肝移植では 6 ヵ月, 脳死肝移植では 18 ヵ月の断酒期間が求められ, 重症型アルコール性肝炎は原則的に肝移植の対象になりません.

## 文献

1) アルコール医学生物学研究会. JASBRA アルコール性肝障害診断基準 2011 年版（2021 年小改訂） http://plaza.umin.ac.jp/jasbra/sub-kijun.html
2) 持田　智ほか. わが国における acute-on-chronic liver failure（ACLF）とその関連病態の診断基準. 肝臓 2022; **63**: 219-223
3) Mochida S, et al. Diagnostic criteria for acute-on-chronic liver failure and related disease condi-tions in Japan. Hepatol Res 2022; **52**: 417-421
4) Nakayama N, et al. Nationwide survey for patients with acute-on-chronic liver failure occurring between 2017 and 2019 and diagnosed according to proposed Japanese criteria. J Gastroenterol 2021; **56**: 1092-1106
5) Crabb DW, et al. Diagnosis and treatment of alcohol-associated liver diseases: 2019 Practice guidance from the American Association for the Study of Liver Diseases. Hepatology 2020; **71**: 306-333
6) European Association for the Study of the Liver. EASL clinical practice guidelines: management of alcohol-related liver disease. J Hepatol 2018; **69**: 154-181
7) Lucey MR, et al. Alcoholic hepatitis. N Engl J Med 2009; **360**: 2758-2769
8) Maddrey WC, et al. Corticosteroid therapy of alcoholic hepatitis. Gastroenterology 1978; **75**: 193-199

9) Forrest EH, et al. The Glasgow alcoholic hepatitis score identifies patients who may benefit from corticosteroids. Gut 2007; **56**: 1743-1746

10) Dominguez M, et al. A new scoring system for prognostic stratification of patients with alcoholic hepatitis. Am J Gastroenterol 2008; **103**: 2747-2756

11) Louvet A, et al. The Lille model: a new tool for therapeutic strategy in patients with severe alcoholic hepatitis treated with steroids. Hepatology 2007; **45**: 1348-1354

12) Kumashiro R, et al. Granulocytapheresis (GCAP) for severe alcoholic hepatitis-A preliminary report. Hepatol Res 2006; **36**: 229-236

13) Watanabe K, et al. Sequential therapy consisting of glucocorticoid infusions followed by granu-locyte-monocyte absorptive apheresis in patients with severe alcoholic hepatitis. J Gastroenterol 2017; **52**: 830-837

# ③ 肝硬変

●肝硬変とは様々な肝疾患の終末像であり，アルコール性肝疾患を背景とした肝硬変は頻度・実数ともに増加傾向にある.

●肝硬変は代償期と，より進行した非代償期に分類されるが，非代償期での5年生存率は約25％と予後不良であり，肝硬変の進行抑制が重要である.

●アルコール性肝硬変における治療の原則は禁酒であるが，まずは飲酒量低減を目標とすることもひとつの選択肢として提案されている.

●アルコール関連疾患に対する肝移植も増加傾向にあるが，再飲酒が予後規定因子であり，移植後においても禁酒継続の重要性は変わらない.

## 1. 肝硬変とは

肝硬変は，肝臓全体に再生結節が形成され，再生結節を線維性隔壁が取り囲む病変と定義されており，肝疾患の終末像と考えられています．肝硬変は慢性持続性の肝細胞障害と再生，それに伴う肝臓の線維化に起因し，慢性ウイルス性肝炎，アルコール性肝障害，自己免疫性肝炎がその原因として代表的なものになります．

日本における肝硬変成因別調査[1]では，2018年でB型肝炎11.5％，C型肝炎48.2％，アルコール性19.9％，非アルコール性脂肪性肝炎（NASH）6.3％などと報告されており，以前の集計に比べてC型肝炎の比率が減少し，アルコールやNASHなどの非ウイルス性の因子を背景とした肝硬変の比率が増加しています．

　肝硬変では臨床症状がほとんどない代償期と，肝性脳症，黄疸，腹水，消化管出血などに代表される症状が出現する非代償期に分類され，代償期では2年生存率で約90％，5年生存率で約75％であるのに対し，非代償期では2年生存率が約50％，5年生存率は約25％と著しく不良になることが知られています[2]．そのため肝硬変の治療目標は肝臓の線維化の進行抑制と合併症，発癌対策であり，肝硬変の治療としては肝炎の原因に対する治療，栄養療法，合併症対策が併行して行われます．一方で，非代償性期の根本的な治療は現時点では肝移植を除いては存在しません[3]．

## 2. アルコール性肝硬変の病態

　非ウイルス性肝硬変の増加の最大の要因は，昨今のウイルス性肝炎の治療の進歩によるウイルス性肝硬変の減少によるものですが，厚生労働省が発表している患者調査においても，アルコール性肝硬変の総患者数は1996年0.4万人，2017年1.4万人と増加傾向にあり（図1）[4]，アルコール性肝硬変は今後の肝疾患および肝硬変診療において重要な位置を占めると考えられています．

　佐藤らの自施設のアルコール性肝硬変患者の解析によると，アルコール性肝硬変はほかの背景疾患による肝硬変に比べ，男性，Child-Pugh B以上の線維化進行例が有意に多く，症状が深刻化するまで医療機関を受診しない傾向があると考察しています．加えて食道静脈瘤の合併率，および食道静脈瘤破裂を契機とした死亡がいずれも有意に多かったと報告しています[5]．また，われわれが行ったアルコール性肝硬変の予後を解析した検討においても，予後不良の要因として筋肉内出血などの非静脈瘤性を含む，出血性合併症が関与していました[6]．アルコール性肝硬変に限定されるわけではありませんが，出血リスクに特に注意した経過観察を行う必要があります．

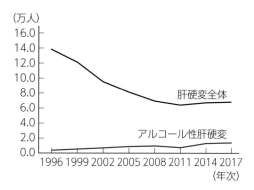

**図1 肝硬変全体とアルコール性肝硬変の総患者数の年次推移**

（厚生労働省．平成 29 年患者調査（傷病分類編），厚生労働省大臣官房統計情報部，2017 より作成）

# 3. アルコール性肝硬変の治療

　アルコール性肝硬変における治療は，ほかの背景肝による肝硬変と同様に，原因に対する治療，すなわち禁酒が最も推奨され，禁酒により肝の線維化や予後を改善することが示されています[7]．一方で，禁酒の成功率は高くなく，半数以上の症例が継続的な禁酒ができなかったと報告されています[8]．そのため，アルコール性肝硬変の治療においては消化器内科医のみならず，精神科医や専門治療施設，家族や友人，自助グループなどと連携して診療にあたることが有用です．特に近年では通院中断（ドロップアウト）を避け，通院を継続することの重要性が強調されており[9]，ひとつの選択肢として，まず飲酒量低減を目標として，うまくいかなければ禁酒に切り替える方法も提案されています．

　アルコール性肝硬変に対する減酒治療としては多数例や多施設などのエビデンスレベルの高い報告はありませんが，4 例のケースシリー

ズで有効であったと報告[10]されており，有効性が期待されています．しかし肝機能の低下した症例における薬物治療は慎重に行う必要があり，肝硬変における減酒治療の安全性および有効性のエビデンスは今後集積していく必要があります．現在，アルコール依存症患者の飲酒量低減に用いられるナルメフェンは，内科医でも保険診療として処方できるようになりましたが，「アルコール依存症の診断と治療に関するeラーニング研修」が必要である点，適切な治療計画と心理社会的治療を行う必要がある点には注意が必要です．

アルコール関連疾患に対する日本での生体肝移植の累積生存率は，1年85.9％，5年77.9％であり，C型肝炎よりやや良好であると報告されており[11]，肝移植はアルコール性肝硬変患者においても有効な治療法のひとつと考えられています[12]．生体肝移植におけるアルコール性肝硬変の割合は，集計全体では400例（4.1％）ですが，2020年のみでは37例（11.7％）と増加傾向にあり，原発性単純性胆管炎や原発性硬化性胆管炎，B型肝炎，C型肝炎，非ウイルス性脂肪性肝炎よりも多くなっています[11]．一方で，日本での多施設共同研究においても再飲酒は肝移植後の有意な予後不良因子であることが報告されており，術後18ヵ月間に再飲酒がない場合の10年生存率が73.8％であるのに対し，再飲酒がある場合は21.9％と著しく不良であり[13]，移植後においても禁酒継続の重要性は変わりません．

＊　　　　＊　　　　＊

アルコール性肝硬変においては飲酒の継続が予後不良因子であり，禁酒により予後を改善させることが可能です．加えて肝移植後の再飲酒も予後を悪化させることから，アルコール性肝硬変治療のどの段階においても，禁酒あるいは節酒を指導していくことは重要であるといえます．

# 文献

1) 上野義之ほか（編）. 肝硬変の成因別実態 2018, 医学図書出版, 2019
2) D'Amico G, et al. Natural history and prognostic indicators of survival in cirrhosis: a systematic review of 118 studies. J Hepatol 2006; **44**: 217-231
3) 日本肝臓学会（編）. 慢性肝炎・肝硬変の診療ガイド 2019, 文光堂, 2019
4) 厚生労働省. 平成 29 年患者調査（傷病分類編）, 厚生労働省大臣官房統計情報部, 2017
5) 佐藤慎哉ほか. アルコール性肝硬変. 肝胆膵 2018; **76**: 77-84
6) Sakamaki A, et al. Obesity and accumulation of subcutaneous adipose tissue are poor prognostic factors in patients with alcoholic liver cirrhosis. PLoS One 2020; **15**: e0242582
7) Teli MR, et al. Determinants of progression to cirrhosis or fibrosis in pure alcoholic fatty liver. Lancet 1995; **346**: 987-990
8) Higuchi S; Japanese Acamprosate Study Group. Efficacy of acamprosate for the treatment of alcohol dependence long after recovery from withdrawal syndrome: a randomized, double-blind, placebo-controlled study conducted in Japan (Sunrise Study). J Clin Psychiatry 2015; **76**: 181-188
9) 新アルコール・薬物使用障害の診断治療ガイドライン作成委員会（監修）, 樋口進ほか（編）. 新アルコール・薬物使用障害の診断治療ガイドライン, 新興医学出版社, 2018
10) 玉木克佳. 肝硬変をともなうアルコール依存症に対してナルメフェンを投与し飲酒量低減を試みた 4 例の検討. 日本消化器病学会雑誌 2021; 118: 93-100
11) 江口　晋ほか. 肝移植症例登録報告. 移植 2021; **56**: 217-233
12) 小木曽智美ほか. アルコール性肝硬変と肝移植. 肝胆膵 2018; **76**: 97-103
13) Egawa H, et al. Significance of pretransplant abstinence on harmful alcohol relapse after liver transplantation for alcoholic cirrhosis in Japan. Hepatol Res 2014; **44**: E428-E436

# ④ 肝臓癌

## ポイント

- ●アルコール摂取は肝発癌の明確なリスク因子である.
- ●アルコールによる発癌メカニズムには多因子の関与が指摘されている.
- ●アルコール多飲例の画像検査において，肝細胞癌と多血性過形成結節の鑑別が重要である.
- ●肝細胞癌の治療は多岐にわたり，患者・肝予備能・腫瘍のすべてを考慮に入れ適切な治療法を選択する.

## 1. 背景

　国内外の報告において，アルコール摂取が肝細胞癌のリスク因子であることが示されています[1, 2]. アルコール関連肝疾患の患者はもとより，ウイルス性肝炎や非アルコール性脂肪肝（nonalcoholic fatty liver disease：NAFLD）の患者においてもアルコール摂取により発癌リスクが増加します. 日本におけるコホート研究で，1日エタノール量が男性で 69 g 以上，女性で 23 g 以上で，機会飲酒者と比したリスクがそれぞれ 1.76 倍，3.60 倍と報告されています[3].

　日本において，肝細胞癌のうち非ウイルス性肝癌の絶対数・割合は急速に増加しており，国内の全国調査では 1991 年の 10.0％ に対し，2019 年では 32.5％ と報告されています[4]. 非ウイルス性肝癌のなかでもアルコール関連肝疾患を背景としたものが最も多く認められています.

　アルコール性肝癌のリスク因子には，高齢，血小板低値などが指摘

されています[5]．ほかの肝疾患を原因とした肝細胞癌に比し，進行した状態で発見されることが多く，アルコール関連肝疾患患者の医療へのアプローチが困難であることを示唆すると同時に，今後の積極的なサーベイランスを検討する必要があります．代償性アルコール性肝硬変において，断酒により肝細胞癌の発生リスクが有意に減少したことが示されています[6]．肝癌に関しては，2型アルデヒド脱水素酵素や1B型アルコール脱水素酵素の遺伝子多型による発癌リスクの関連は示されていません．

## 2. 病態

アルコールが発癌を引き起こすメカニズムには，アルコールおよび代謝産物であるアセトアルデヒドによる肝細胞傷害性，酸化ストレス，鉄代謝異常，肝内レチノイン酸の低下，DNA のメチル化，遺伝子多型，腸内細菌叢の変化，免疫への影響，インスリン抵抗性など数多くの要因が指摘されています．

## 3. 診断・評価

背景肝の病因いかんによらず慢性肝炎・肝硬変は肝細胞癌発癌の温床となります．定期的なサーベイランスを行うことが重要です．肝硬変の状態であれば，3～6ヵ月間隔での腹部超音波検査を骨幹としたフォローアップが主体となります．適宜，腫瘍マーカー（AFP，PIVKA-II，AFP-L3分画），dynamic CT/MRI，造影エコーを併用します．なかでも Gd-EOB-DTPA 造影 MRI は感度が高く，小病変を含め診断能に優れている特徴があり，Perflubutane マイクロバブル（ソナゾイド®）造影超音波は，腫瘍の血流動態のみならず，肝網内系の機能評価を行うことが可能である点は特筆に値します．

　典型的肝細胞癌の dynamic CT/MRI 所見は，動脈相にて濃染し，門脈相/平衡相で washout を示し，「染まり抜け」を呈する特徴があります．肝細胞癌のなかには，早期濃染を示さないもの，washout がみられないものもあり，良性との鑑別が重要となります．また一方で，アルコール多飲者においては肝内に多血性の過形成結節を形成しやすく，造影 CT や SPIO 造影 MRI では時に肝細胞癌との鑑別が困難なことがあります．同結節は Gd-EOB-DTPA 造影 MRI の肝細胞相で等～高信号を示す特徴があり，Gd-EOB-DTPA 造影 MRI が鑑別に有用である例がみられます[7]．結節径 16 mm 以下，拡散強調像で低～等信号，washout の欠如が多血性過形成結節の予測因子として報告されています[8]．

　転移性肝癌，肝内胆管癌については成書に譲ります．

# 4. 治療

　アルコール性肝癌の治療は，ほかの慢性肝疾患や肝硬変を背景とした肝癌と変わりません．本項では「肝癌診療ガイドライン 2021 年版」[9] を参考に，肝細胞癌の一般的な治療についてまとめます．

　肝細胞癌の治療は，肝切除，穿刺局所療法（ラジオ波焼灼療法（RFA），マイクロ波焼灼療法（MWA）など），肝動脈化学塞栓療法（TACE），全身化学療法，肝動注化学療法（HAIC），放射線療法，肝移植と多岐にわたります．まず，患者の状態，背景肝の予備能を評価したうえで，腫瘍数，腫瘍径，脈管侵襲，肝外転移といった腫瘍プロファイルをもとに，適切な治療法を選択します．具体的には，図 1 に示す肝癌診療ガイドラインの治療アルゴリズムを用いて肝細胞癌に対する治療を選択します．

　肝予備能を評価するうえで，侵襲的治療を行えるのは Child-Pugh A，B の群のみです．Child-Pugh C の場合は，背景肝が治療に耐えうる予備能を有していないため，侵襲的な治療は推奨されていません．予後を改善するのは肝移植のみです．

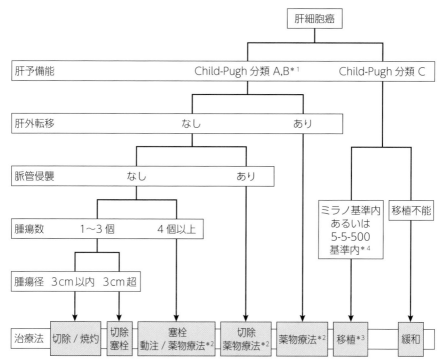

治療法について，2 段になっているものは上段が優先される．スラッシュはどちらも等しく
推奨される．
*1：肝切除の場合は肝障害度による評価を推奨
*2：Child-Pugh 分類 A のみ
*3：患者年齢は 65 歳以下
*4：遠隔転移や脈管侵襲なし，腫瘍径 5cm 以内かつ腫瘍数 5 個以内かつ AFP 500ng/mL 以下

## 図1　肝癌の治療アルゴリズム

（日本肝臓学会（編）．肝癌診療ガイドライン 2021 年版，金原出版，p.76，2021 より許諾を得て
転載）

### a）肝切除

　肝機能や PS が良好例で，かつ切除後の残肝機能が十分である例にお
いて施行可能です．Child-Pugh 分類による肝機能評価に加え，肝障害
度による評価もなされます．腫瘍は 3 個以下が理想ですが，腫瘍径に
よらず適応となります．腫瘍の範囲と肝機能に応じて，系統的切除や

部分的切除, 2区域以上の拡大切除などが選択されます.

## b) 穿刺焼灼による局所療法

　Child-Pugh A, B で腫瘍が3cm, 3個以下の際に適応となります. 最小侵襲で根治を目指せる治療であることから, 実臨床では患者の希望も強いように感じます. SURF試験で肝切除と比較し治療後の予後に差がないことが示され, ガイドラインでは切除と同等に推奨されます.

## c) 肝動脈化学塞栓療法（TACE）

　肝細胞癌の血行動態はほかの癌と一線を画し, 正常肝細胞が栄養源とする門脈からは栄養を受けていない一方で, 肝動脈から栄養を受けています. それを逆手に取った治療がTACEです. 腫瘍を栄養する肝動脈にカテーテルでアプローチし, 抗癌剤および塞栓物質を注入します. 根治性の面から, 手術や穿刺局所療法の対象とならない例に対して行います.

## d) 全身化学療法

　全身化学療法は2009年に保険収載されたソラフェニブを皮切りに, レンバチニブ, レゴラフェニブ, ラムシルマブ, カボザンチニブ, アテゾリズマブ＋ベバシズマブと計6種類のレジメンが提示されています. ほかの治療の適応とならない進行肝細胞を有する症例で, PS良好かつ肝予備能が良好な例に対して行います. 第Ⅲ相臨床試験中のレジメンが多数あり, 今後選択肢や治療アルゴリズムが大きく変わっていくと考えられます.

## e) 肝動注化学療法

　肝動注化学療法は肝細胞癌を栄養する肝動脈にカテーテルを留置し, 抗癌剤を投与する方法です. 高濃度の抗癌剤を直接腫瘍に届けることが可能であるうえ, 全身への副作用が少ないというメリットがあります. 主に日本国内で行われてきましたが, 全身化学療法の登場以降も

そのメリットが見直されてきています.

## f）放射線療法

　病巣部位の制限がなく施行できる点から，穿刺局所療法が実施困難な位置にある場合に行われることがあります．肝動脈化学塞栓療法に併用することがあります．Ｘ線，陽子線，重粒子線などといった種類があります．骨転移や脳転移に対して緩和的な使用をすることもあります．日本において保険適用が拡大し，今後の施行数の増加が見込まれます.

## g）肝移植

　ミラノ基準内ないし5–5–500基準内（遠隔転移なし，脈管侵襲なし，腫瘍径5cm以内かつ腫瘍数5個以内かつAFP 500 ng/mL以下）であれば適応を考えます．アルコール関連疾患に対する肝移植は禁酒が絶対条件です．生体肝移植では6ヵ月以上，脳死肝移植では18ヵ月以上禁酒を継続し，そのうえ肝移植後飲酒を再開するおそれがないということが必要となります.

## 文献

1) Timothy R, et al. Alcohol and hepatocellular carcinoma. Gastroenterology 2004; **127**: S87-S96
2) Tanaka K, et al. Alcohol drinking and liver cancer risk: an evaluation based on a systematic review of epidemiologic evidence among the Japanese population. Jpn J Clin Oncol 2008; **38**: 816-838
3) Shimazu T, et al. Alcohol drinking and primary liver cancer: a pooled analysis of four Japanese cohort studies. Int J Cancer 2012; **130**: 2645-2653
4) Tateishi R, et al. A nationwide survey on non-B, non-C hepatocellular carcinoma in Japan: 2011-2015 update. J Gastroenterol 2019; **54**: 367-376
5) Mancebo A, et al. Annual incidence of hepatocellular carcinoma among patients with alcoholic cirrhosis and identification of risk groups. Clin Gastroenterol Hepatol 2013; **11**: 95-101
6) Rodriguez M, et al. Impact of alcohol abstinence on the risk of hepatocellular carcinoma in patients with alcohol-related liver cirrhosis. Am J Gastroenterol 2021; **116**: 2390-2398
7) Yoneda N, et al. Hepatocyte transporter expression in FNH and FNH-like nodule: correlation with signal intensity on gadoxetic acid enhanced magnetic resonance

images. Jpn J Radiol 2012; **30**: 499-508

8) Kim SS, et al. Value of gadoxetic acid-enhanced MRI and diffusion-weighted imaging in the differentiation of hypervascular hyperplastic nodule from small (<3cm) hypervascular hepatocellular carcinoma in patients with alcoholic liver cirrhosis: a retrospective case-control study. J Magn Reson Imaging 2020; **51**: 70-80

9) 日本肝臓学会（編）．肝癌診療ガイドライン 2021 年版，金原出版，2021

# 8. アルコールによる消化器系臓器障害と治療のポイント
## ── D. 大腸 ──

## ① 大腸癌

### ポイント

- アルコールによる大腸癌発生のメカニズムとして，腸内細菌叢の変化や酸化ストレス・過酸化脂質を介したエピジェネティクな変化の重要性が注目されている．
- 疫学的にはアルコール摂取と大腸癌発症の関連は確実とされている．なかでもアルコール耐性が低い日本人では強い因果関係が示唆されている．
- 現在まで，介入研究においてアルコール摂取量減少による大腸癌発症率の低下は示されていない．

　本邦における大腸癌の罹患率は増加傾向を示しています．最近の悪性腫瘍による死亡者数の統計をみると，大腸癌は男性では肺癌，胃癌に次いで多く，女性では大腸癌が最も多い悪性腫瘍となっています[1]．一方，大腸癌の発生には環境要因と遺伝的要因が重要と考えられており，前者として肥満，高脂肪食，赤身肉・加工肉，高塩分食，高脂肪

食，喫煙，運動不足などがよく知られています．これらに加えて飲酒，すなわちアルコール摂取も危険因子のひとつと考えられています[2]．本項ではアルコールと大腸癌の関係について，発癌メカニズム，および疫学データを中心に最近の知見を解説します．

# 1. アルコールによる大腸癌発癌機序

大腸癌の発生過程にはいくつかのルートが知られています．なかでも，腺腫を前癌病変とする多段階発癌がメイン・ルートであり，このルートにより腺腫は浸潤癌へと進行していきます[3]．このようなゲノム異常以外にエピジェネティックな変化も大腸癌発生において重要な役割を担っています[4]．

ところが，アルコール摂取による大腸癌の発癌機序は十分には解明されていません．総論的には，エタノールとその代謝産物による腸内細菌叢の変化，主として DNA メチル化を介したエピジェネティクな異常，過剰な過酸化脂質産生による酸化ストレスなどが複合的に発癌に寄与すると考えられています[5]．

最近，アルコールによるエピジェネティックな異常として興味深い知見が報告されています．Zhou ら[6]のエピゲノム関連解析研究の結果によれば，アルコール摂取により COLCA1/COLCA2 の発現が制御され，その結果癌関連遺伝子のメチル化が惹起されることが示されています．COLCA1 /COLCA2 は全身諸臓器の発癌に関与する遺伝子であり，Zhou らの知見はアルコール関連の発癌に共通する現象を証明した可能性が考えられます．

アルコールによる酸化ストレスも大腸癌発生に重要と考えられます．動物実験では，アルコールの過剰投与により糞便中の 8-hydroxy-2'-deoxyguanosine や 4-hydroxynonenal などの酸化ストレスマーカーが増加し，腫瘍壊死因子（TNF)-$\alpha$，サイトカイン（IL)-6，IL-17 などの炎症性サイトカインが上昇することが示されています．また，アルコー

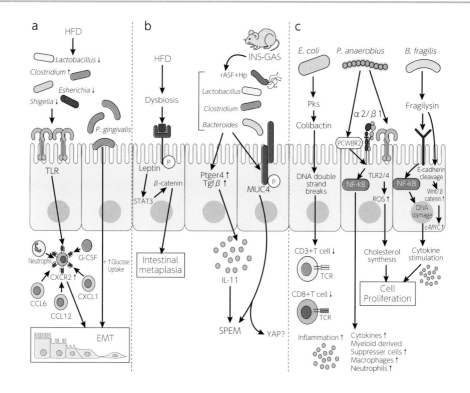

**図1　消化管癌発癌における腸内細菌叢の役割**

HFD：高脂肪食，INS-GAS：インスリン–ガストリン投与後，EMT：上皮間葉転換
(Smet A, et al. Cell Mol Gastroenterol Hepatol 2022; 13: 857-874 より許諾を得て転載)

ル摂取により終末糖化産物と呼ばれる炎症メディエータとそのレセプ
ターの発現が増加することが示されています[7]．さらに，アルコー
ルを介した大腸癌発癌では腸内細菌叢の役割が注目されています（**図
1**）．なかでも，大腸菌由来のコリバクチン，バクテロイデス属由来の
バクテリシンなどが NF-κB を活性化し，発癌を促す可能性が示唆さ
れています[8]．このように，アルコール摂取による大腸癌発癌におい
ては大腸上皮における慢性持続性炎症が重要な役割を担っていること
が推測されています．

## 2. アルコール摂取と大腸癌の疫学研究

　21 世紀初頭に，アルコールと大腸癌の疫学的研究が相次いで報告されました．欧米でもアルコールと大腸癌の関連について多くのケースコントロール研究，コホート研究が行われ，アルコール摂取による大腸癌発癌の影響は女性より男性で強く，結腸癌より直腸癌のリスクが上昇することが報告されました[9, 10]．アルコール摂取と大腸癌発癌に関する前向きコホート研究のメタ解析によると，高アルコール摂取群は低アルコール摂取群に比して結腸癌罹患リスクは 1.5 倍，直腸癌罹患リスクは 1.6 倍であることが明らかになりました．また，アルコール摂取量が週あたり 100 g 増加した場合，結腸癌と直腸癌罹患のリスクがそれぞれ 1.15 倍になることも示されています[11]．

　本邦からは，Mizoue ら[12]が 5 つのコホート研究を統合した日本人 21 万人におけるアルコール摂取量と大腸癌との関連を検討しています．その結果，エタノール摂取量と大腸癌のリスクに正の相関がみられ，男性では 1 日 92 g 以上の飲酒群で非飲酒群よりも大腸癌の発生率が約 3 倍，女性では 1 日 23 g 以上の飲酒群で 1.7 倍上昇することが示されました（図 2）．また，この研究の結果を欧米の報告と比較したところ，アルコールの影響は日本人でより強いことも明らかとなっています（図 3）．一方，21,199 人の日本人男性を対象としたアンケート調査では，多量（日本酒換算 2 合/日以上）飲酒者の大腸癌発生率は非飲酒の約 2 倍高くなることが示されています[13]．

　以上のような疫学データから，国立がん研究センターからの「科学的根拠に基づくがんリスク評価とがん予防ガイドライン提言に関する研究」では，アルコール摂取と大腸癌罹患の間には "確実" な関連があると明記されています[14]．

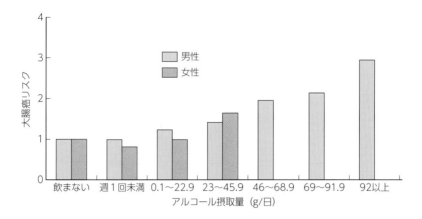

**図2　アルコール摂取量と大腸癌の関係**

(Moskal A, et al. Int J Cancer 2007; 120: 664-671 より作成)

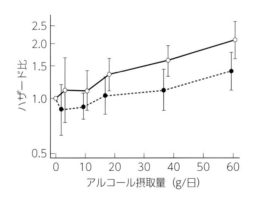

**図3　日本人（実線）と欧米人（破線）における
　　　アルコール摂取量別の大腸癌発症リスク
　　　の比**

(Moskal A, et al. Int J Cancer 2007; 120: 664-671
より作成)

## 3. 大腸癌予防としてのアルコール対策

　アルコールが多くの健康障害の原因であることは周知の事実です．本邦では2013年にアルコール健康障害対策基本法が成立し，2021年には第2期基本計画が策定されています．この計画によれば，アルコール健康障害の発生予防として年齢，性別，体質などに応じた飲酒ガイドラインの作成，酒類のアルコール量表示，地域住民への早期介入のガイドライン作成，医療従事者向けの研修プログラムが施策としてあげられています[15]．

　ところが，本邦における大腸癌の一次予防としてのアルコール対策は十分とはいえません．これは，大腸癌においてアルコール以外の環境要因の影響が強く，それらの重みがほぼ同等であることが要因と思われます．日本消化器内視鏡学会では「大腸内視鏡スクリーニングとサーベイランスガイドライン」において大腸癌の一次予防としての節酒を推奨していますが，飲酒量の閾値や飲酒量に応じた検査間隔などに関しては具体的なデータは示されていません[16]．胃癌とは異なり，大腸癌では遺伝的要因と種々の環境要因が複雑に関連し，アルコール摂取とした大腸癌予防対策を確立することは容易ではありません．この点についてはさらなるデータの集積が必要と思われます．

### 文献

1) 国立がん研究センターがん情報サービス「がん統計」（厚生労働省人口動態統計）https://ganjoho.jp/reg_stat/ statistics/data/dl/index.html#a7 ［2022年2月26日閲覧］

2) Lewandowska A, et al. Risk factors for the diagnosis of colorectal cancer. Cancer Control 2022; **29**: 10732748211056692

3) Fearon ER, et al. A genetic model for colorectal tumorigenesis. Cell 1990; **61**: 759-767

4) Tahara T, et al. Colorectal carcinomas with CpG island methylator phenotype 1 frequently contain mutations in chromatin regulators. Gastroenterology 2014; **146**: 530-538

5) Rossi M, et al. Colorectal cancer and alcohol consumption. Populations to molecules. Cancers (Basel) 2018; **10**: 38

6) Zhou X, et al. Alcohol consumption, DNA methylation and colorectal cancer risk: Results from pooled cohort studies and Mendelian randomization analysis. Int J

Cancer 2022; **151**: 83-94

7）Ohira H, et al. Alteration of oxidative-stress and related marker levels in mouse colonic tissues and fecal microbiota structures with chronic ethanol administration: Implications for the pathogenesis of ethanol-related colorectal cancer. PLoS One 2021; **16**: e0246580

8）Smet A, et al. The role of microbiota in gastrointestinal cancer and cancer treatment. Chance or curse? Cell Mol Gastroenterol Hepatol 2022; **13**: 857-874

9）Kune GA, et al. Alcohol consumption and the etiology of colorectal cancer: a review of the scientific evidence from 1957 to 1991. Nutr Cancer 1992; **18**: 97-111

10）Fedirko V, at al: Alcohol drinking and colorectal cancer risk: an overall and dose-response meta-analysis of published studies. Ann Oncol 2011; **22**: 1958-1972

11）Moskal A, et al. Alcohol intake and colorectal cancer risk: a dose-response meta-analysis of published cohort studies. Int J Cancer 2007; **120**: 664-671

12）Mizoue T, et al. Alcohol drinking and colorectal cancer in Japanese: a pooled analysis of results from five cohort studies. Am J Epidemiol 2008; **167**: 1397-1406

13）Akhter M, et al. Alcohol consumption is associated with an increased risk of distal colon and rectal cancer in Japanese men: the Miyagi Cohort Study. Eur J Cancer 2007; **43**: 383-390

14）国立がん研究センターがん対策研究所予防関連プロジェクト エビデンスの評価科学的根拠に基づくがんリスク評価とがん予防ガイドライン提言 https://epi.ncc.go.jp/cgi-bin/cms/public/index.cgi/nccepi/can_prev/outcome/index ［2022 年 2 月 26 日閲覧］

15）厚生労働省．アルコール健康障害対策推進基本計画（第 2 期）について https://www.mhlw.go.jp/content/12601000/000768754.pdf ［2022 年 4 月 7 日閲覧］

16）斎藤　豊ほか．大腸内視鏡スクリーニングとサーベイランスガイドライン．日本消化器内視鏡学会雑誌 2020; **62**: 1519-1560

# ② 下痢も含めた癌以外の疾患

**ポイント**

- アルコール摂取によって消化管では下痢や吸収不良を起こすことが知られている. 吸収不良にはアルコール自体の作用だけではなく, 慢性膵炎などを含めた複合的な要素もかかわってくる.
- 肝臓は門脈血流を通じて腸管と直接的につながっており, クロストークを行うことで免疫機構を担っていることが明らかとなっており, 腸内細菌の乱れと腸管透過性亢進が肝臓に影響を及ぼす leaky gut 症候群と呼ばれる病態が近年注目を集めている.
- 肝硬変が進行すると痔核の悪化や直腸静脈瘤が形成され, 出血の原因になる.

## 1. アルコール摂取と下痢

　　大量飲酒は食物の消化や吸収の変化を引き起こし, 下痢と吸収不良を起こします.

　　下痢はアルコールを過剰に摂取する人によくみられる症状です. アルコール摂取が下痢を引き起こす要因は完全には解明されていませんが, 腸管の運動性, 透過性, 血流の変化や栄養障害, 腸内細菌叢の変化など, 複数の要因が関与しているとされています[1,2]. さらに慢性的なアルコール摂取を行う人では膵外分泌機能の低下により脂質の吸収不良が生じるため, 下痢を生じることもあります.

　　腸管運動に対するアルコールの影響も知られています. ある研究ではラクツロース10gを投与し, 水素呼気試験で小腸通過時間を評価したところ, 飲酒しない人に比べてアルコール依存症患者は小腸通過時

間が長かったことがわかっています[3]. アルコール依存症患者の腸管運動が低下するメカニズムとしては，小腸の収縮制御蛋白質に対するアルコールの毒性作用，迷走神経機能の変化，神経内分泌因子の障害などが考えられています.

アルコールが腸管粘膜の構造変化を引き起こすメカニズムは完全には解明されていません. 実験学的には，アルコールが直接的に絨毛を収縮させることで形態的に変化し，さらにリンパ管の閉塞が加わることで絨毛の剝離を引き起こす可能性が示唆されています[4]. さらにアルコールによって白血球の侵入やロイコトリエン，ヒスタミンといった炎症性メディエーターが誘導されることで間接的に粘膜障害をきたす可能性もあげられています.

アルコールによる腸管吸収の異常では，水分や電解質，チアミン，ビタミン $B_{12}$，必須アミノ酸，カルシウム，鉄，亜鉛，葉酸などの様々な栄養が障害されることが知られています[5]. これらは摂取量の減少だけではなく，腸管吸収の低下，細胞による利用障害の組み合わせによるものだとされています. 特にチアミン欠乏は Wernicke 脳症を引き起こし，放置すると不可逆的な Korsakoff 症候群に進行する可能性がある重要な疾患です. また，葉酸欠乏は大球性貧血を引き起こし，アルコール関連肝疾患の進行を促進する可能性があります[6]. また，ビタミン $B_{12}$ の欠乏が小腸絨毛の萎縮を招き，それが腸管の吸収能低下につながることも知られています. 慢性的なアルコール摂取患者の腸管透過性は上昇しますが，1〜2週間の禁酒で正常値に戻ることが知られています. そのため，これらの栄養障害の多くはアルコール摂取が続いても，通常の食事に戻したのちに正常化することが知られています. 実際，アルコール摂取が多いにもかかわらずアルコール依存症患者の空腸は内視鏡的および組織学的に正常であるとされています. しかし，電子顕微鏡でみるとミトコンドリア，ゴルジ装置，小胞体に影響を与えている可能性も指摘されており[7]，ミクロレベルでの変化をきたしている可能性については明らかとはなっていません.

## 2. leaky gut 症候群

　肝臓は解剖学的に門脈を介して腸管と直接的につながっており，消化や吸収を補助するだけではなく，腸管の生体防御系や免疫機構の関与が重要であることが知られています．腸管上皮では，前述の如くわれわれが摂取する食事から必要な栄養素や水分および電解質を体内に取り込む一方で，腸管の外から内に入り込む細菌やウイルス，さらには腸内細菌など体内への侵入が有害となる物質が粘膜を通過しないようにバリア機能が働いています．その複雑なバリア機能のカギとなっているのが，様々な細胞間接着分子で形成されているタイトジャンクションと粘液層です．タイトジャンクションは隣り合う上皮細胞をつなぎ合わせることで様々な分子が細胞間を通過するのを防ぐ機能を持っています．また，その構成成分の様々な組み合わせにより上皮細胞を通過させる物質がコントロールされていることが知られていますが，その構成は腸内細菌叢の変化を含めた様々な状態に応じて変化します．各分子が腸管から腸管外への通過のしやすさが変化することを腸管透過性と呼びます．腸管のバリア機能が破綻し，腸管透過性が亢進したとき，本来腸管から体内へ通過させるべきでない分子が体内に進入します．この状態を leaky gut 症候群と呼びます．アルコール性肝障害は従来，アルコールの代謝産物であるアセトアルデヒドが肝臓へ直接作用することが原因であると考えられていました．しかしながら 1984 年にはすでに leaky gut 症候群とアルコール性肝障害の関連も指摘されており，Bjarnason らはアルコール飲酒者では leaky gut 症候群により腸管透過性が亢進し，本来腸管を通過しない有害物質が体内に流入することが腸管外臓器障害の原因になることを報告しています[8]．1999 年にはアルコール性肝硬変患者で腸管透過性亢進が起こっており，肝障害を修飾している可能性が指摘されています[9]．また，実験学的なメカニズムの検討としては，アルコール摂取により血中や腸間膜リンパ節の細菌数が増加し，肝内でグラム陰性細菌の細胞壁の構成成分であるリポポリサッカライド（LPS）が増加していることが確認されています．

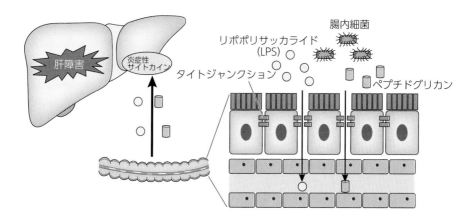

**図1　アルコール性肝障害における leaky gut 症候群のメカニズム**

　これはアルコールが近位小腸の上皮から分泌される抗菌ペプチドの発現を抑制していることが原因だとわかっています[10]．さらにアルコール性肝障害患者の血液では LPS だけではなく，細菌の細胞壁の構成成分であるペプチドグリカンが確認されています[11]．leaky gut 症候群によって腸管由来の LPS やペプチドグリカンが血液に流入して肝内に到達すると，肝臓にいる免疫細胞が活性化されます．活性化された免疫細胞は炎症性サイトカインが放出し，肝臓にダメージを与えることで肝障害が進むことが想定されています（図1）．また，アルコール摂取は腸内細菌による長鎖脂肪酸の合成低下を引き起こし，それを栄養分とする乳酸菌が減少することで腸内細菌叢の異常を引き起こすことが知られています[12]．これらのことからアルコール性肝障害の形成にはアルコールが腸管や腸内細菌叢へ作用し，leaky gut 症候群を引き起こすことが重要な役割を担っていることが想定されています．

# 3. 痔核，直腸静脈瘤

　アルコール性肝障害の患者さんによくみられる大腸の病気としては，痔核と直腸静脈瘤がみられます．これは肝硬変や門脈圧亢進症による直腸静脈叢のうっ滞によって起こるとされています[13]．痔核が悪化すると肛門の痛みや出血を伴いますし，直腸静脈瘤が破裂すると大量出血をきたすこともあり，その際には内視鏡治療や血管内治療などで止血を要することもあります．

## 文献

1) Haber PS, et al. Alcohol use disorder and the gut. Addiction 2021; **116**: 658-667
2) Engen PA, et al. The gastrointestinal microbiome: alcohol effects on the composition of intestinal microbiota. Alcohol Res 2015; **37**: 223-236
3) Addolorato G, et al. Depression, alcohol abuse and orocaecal transit time. Gut 1997; **41**: 417-418
4) Rocco A, et al. Alcoholic disease: Liver and beyond. World J Gastroenterol 2014; **20**: 14652-14659
5) Krasner N, et al. Alcohol and absorption from the small intestine. 1. Impairment of absorption from the small intestine in alcoholics. Gut 1976; **17**: 245-248
6) Halsted CH, et al. Folate deficiency, methionine metabolism, and alcoholic liver disease. Alcohol 2002; **27**: 169-172
7) Rubin E, et al. Ultrastructural changes in the small intestine induced by ethanol. Gastroenterology 1976; **63**: 801-814
8) Bjarnason I, et al. The leaky gut of alcoholism: possible route of entry for toxic compounds. Lancet 1984; **1**: 179-182
9) Keshavarzian A, et al. Leaky gut in alcoholic cirrhosis: a possible mechanism for alcohol-induced liver damage. Am J Gastroenterol 1999; **94**: 200-207
10) Yan AW, et al. Enteric dysbiosis associated with a mouse model of alcoholic liver disease. Hepatology 2011; **53**: 96-105
11) Leclercq S, et al. Role of inflammatory pathways, blood mononuclear cells, and gut-derived bacterial products in alcohol dependence. Biol Psychiatry 2014; **76**: 725-733
12) Chen P, et al. Supplementation of saturated long-chain fatty acids maintains intestinal eubiosis and reduces ethanol-induced liver injury in mice. Gastroenterology 2015; **148**: 203-214.e16
13) Bujanda L. The effects of alcohol consumption upon the gastrointestinal tract. Am J Gastroenterol 2000; **95**: 3374-3382

# ③ 腸内細菌とのカンケイ

## ポイント

● アルコールによる臓器障害には腸管透過性が関与する.
● 腸内細菌叢の変化は脂肪酸代謝や胆汁酸代謝を介してアルコール性肝障害の病態進展に寄与する.
● 腸管透過性や腸内細菌由来分子に関する新規バイオマーカーの開発や，腸内細菌叢を標的とした糞便微生物移植（fecal microbiota transplantation：FMT）などの介入による新たな治療法の開発が望まれる.

　アルコールによる臓器障害は肝臓にとどまらず，腸，脳などを含む多臓器障害を引き起こします．一方で，重症アルコール性肝炎や肝硬変の患者では致死的な転機をたどる重症例も数多く経験されますが，再飲酒の問題から肝移植の適応は限定的であり内科的治療成績の向上が求められています.

　アルコール曝露に起因する臓器障害の発生および重症度には個人差があり，実臨床では飲酒量と臓器障害の重症度が一致せず，予測不能であることがしばしば経験されます．その要因として遺伝子や性差など様々な背景があげられますが，近年，次世代シークエンサーによる腸内細菌叢の網羅的解析が可能となり，アルコール摂取によって引き起こされる腸内細菌叢の変化も臓器障害の進展に寄与することがわかっています．腸内細菌叢の乱れ，すなわちdysbiosisと様々な腸管外疾患の病態の関連が次々と明らかとなっていますが，本項ではアルコールと腸内細菌に関する最新知見に関して概説します.

# 1. 病態

## a）アルコール性肝障害と腸管粘膜バリア

　腸内環境が肝臓内の免疫機構に大きくかかわることから，近年，腸肝臓軸という概念が注目されています．肝臓は門脈血を介して腸管由来抗原の刺激に常に晒されており，過剰な免疫応答を回避するための免疫寛容機構が存在すると考えられています．筆者らは腸管粘膜バリアが破綻するような腸炎状態における肝臓内の免疫機構の変化を解析しましたが，マウス DSS（dextran sulfate sodium）腸炎モデルにおいては肝臓内に TNF 産生炎症性マクロファージが浸潤する[1] 一方で，腸炎状態で誘発した concanavalin A による肝障害に対しては免疫寛容を誘導する IL-10 産生マクロファージの浸潤により肝臓内の炎症が抑制される[2] ことを明らかにしました．これらの結果から示唆されるように，肝臓内の免疫応答は腸管透過性の変化に対応して調整されます．肝炎および肝硬変患者では腸管透過性が亢進することが知られていますが，アルコール曝露は肝障害に起因する腸管透過性の亢進のみならず，直接に腸管粘膜バリアを障害し，更なる腸管透過性の亢進を誘発します．急性アルコール性肝炎患者やアルコール投与マウスでは血清中のリポポリサッカライド（LPS）や腸内細菌由来 DNA などの腸内細菌由来物質が増加することが報告されており，このような門脈血を介した肝臓内への病原体関連分子パターン（pathogen-associated molecular patterns：PAMPs）の流入はアルコール性肝障害の病態進展にかかわります[3]．さらに，腸管透過性の亢進は抑うつや不安，アルコール依存と関連することが報告されており[4]，脳腸相関にもかかわると考えられています．

## b）アルコール性肝障害における腸内細菌叢の変化

　アルコール性肝障害患者を含む慢性肝疾患患者の腸内細菌叢の変化は Proteobacteria，Fusobacteria の増加，Bacteroides，Lactobacillus の減少に特徴づけられます．また，肝硬変患者においては Lachnospiraceae，

*Ruminococcaceae* の 減 少 お よ び *Enterobacteriaceae* と *Alcaligenaceae,
Fusobacteriaceae* の増加が認められます．さらに，アルコール使用障害
患者では慢性的なアルコール曝露により腸内細菌による acetate や
butyrate，propionate などの短鎖脂肪酸や，飽和長鎖脂肪酸の産生能
が低下します．その結果，これらの脂肪酸をエネルギー源とする腸内
細菌の減少が助長されます．飽和長鎖脂肪酸をエネルギー源とする *Lac-
tobacillus* は慢性的なアルコール曝露により減少しますが，*Lactobacillus*
は *Salmonella* や *Shigella* などの病原性を有する *Enterobacteriaceae* 科に
対する抗菌作用を有するバクテリオシンを分泌することから，*Lacto-
bacillus* の減少により腸管内恒常性の維持が障害されます．また，
butyrate を産生する *Firmicutes* 門の *Faecalibacterium prausnitzii* などの
減少は，butyrate により誘導される腸管粘膜の tight junction やムチン
層の維持を障害し，腸管粘膜バリアの脆弱性に寄与します．さらに，
腸内細菌はビタミン合成にもかかわることから，アルコール性肝障害
患者ではビタミン合成腸内細菌の減少により特にビタミン B 欠乏症を
きたします．また，近年ではアルコール曝露による腸内真菌叢の変化
も病態進展に寄与する可能性が考えられています [5]（図 1）．

## c）アルコール性肝障害における胆汁酸

　腸内細菌は肝臓でアミノ酸抱合された胆汁酸を脱抱合，脱水酸化を触
媒し，二次胆汁酸を生成します．これらの胆汁酸代謝は腸内細菌由来の
酵素によってのみ触媒されるため，胆汁酸の腸肝循環において腸内細菌
が重要な役割を担っています．胆汁酸は，肝臓でコレステロールより
合成されたあと，グリシンやタウリンと抱合され十二指腸に分泌され
ますが，抱合された胆汁酸は腸管内で farnesoid X receptor（FXR）と結
合し，fibroblast growth factor 19（FGF19）の発現を介して肝細胞での
Cyp7a1 転写を減少させ，胆汁酸の合成を抑制します．アルコール性肝
炎や肝硬変患者における dysbiosis は FGF19 の活性低下や肝 Cyp7a1
発現の増加を介して，胆汁酸恒常性の障害および肝臓における脂質代
謝異常（肝臓内中性脂肪の増加）を誘導し，病態の進展に関与します [6]．

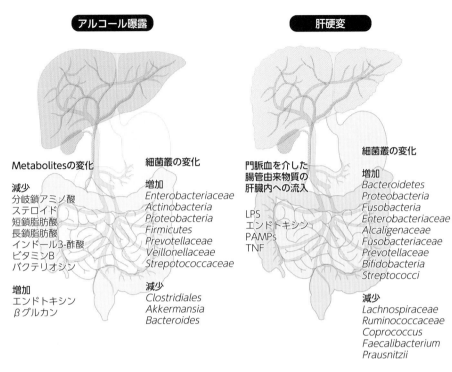

**図1　アルコール曝露および肝硬変患者における腸内環境の変化**

# 2. 診断・評価

　腸管透過性の検出方法には，血清や糞便検体を用いたカルプロテクチン，脂肪酸結合蛋白質，エンドトキシン，腸内細菌由来 DNA などの測定のみでなく，非消化糖類などを用いた負荷試験が用いられます．ラクツロースやラムノースは小腸の透過性の評価に，51Cr-EDTA，ポリエチレングリコールまたはスクラロースは消化管全体の透過性の評価に使用されますが，これらの手法は実臨床では用いられず研究に使用されるにとどまっています[7]．次世代シークエンサーを用いた腸内細菌の菌叢解析では，細菌の持つ [16]S ribosomal RNA 遺伝子を解析し，検体に含まれる細菌の多様性や分布，種類を網羅的に評価することが

可能となっています．アルコール使用障害患者における様々な解析から得られた知見から，新たなバイオマーカーの創出が望まれます．

## 3. 治療

アルコール性肝障害に対する腸内細菌への介入に関しては，マウスモデルでは *A. muciniphilia*，*L. rhamnosus* GG が腸管透過性や全身性の炎症を改善する[8]ことがわかっています．ヒトにおけるアルコール性肝障害に対するプロバイオティクスや糞便微生物移植（fecal microbiota transplantation：FMT）などの介入試験の概要は**表1**のとおりですが，

**表1　アルコール性肝障害患者に対する腸内環境への介入臨床試験**

| | 介入 | デザインおよび対象 | 結果の概要 |
|---|---|---|---|
| Kirpich ら 2008 | *Bifidobacterium bifidum* + *Lactobacillus plantarum* 8PA3 | Randomized open-label trial アルコール依存症入院男性患者（N＝66，うち N＝26 がアルコール性肝炎） | AST，ALT の低下 糞便中の *Lactobacillus spp.* + *Bifidobacteria* の増加 |
| Stadlbauer ら 2008 | *Lactobacillus casei Shirota* 3回/日，4週間 | Open-label study 代償性アルコール性肝硬変患者（N＝10） | 好中球貪食能の低下 |
| Han ら 2015 | *Bacillus subtilis* + *Streptococcus faecium* 1,500mg/日，7日間 | Placebo-controlled trial アルコール性肝炎入院患者（N＝117） | 肝機能，エンドトキセミアの改善，糞便中 *Escherichia coli* の減少 |
| Phillips ら 2017 | FMT 7日間連続（何人かのドナー由来の糞便，胃管より投与） | Open-label study ステロイド抵抗性アルコール性肝炎男性患者（N＝8） | 1年生存率の改善（ヒストリカルコントロールとの比較），肝機能の改善，病原性菌叢の減少 |
| Phillips ら 2018 | FMT 7日間連続（何人かのドナー由来の糞便，胃管より投与） ステロイド，栄養療法，ペントキシフィリンとの比較試験 | Open-label study アルコール性肝炎男性患者 FMT（N＝16） ペントキシフィリン（N＝10） ステロイド（N＝8） 栄養療法（N＝17） | 3ヵ月生存率は FMT 群で最も良好 腸内細菌叢の変化 |

臨床的には肝性脳症に対する FMT の有用性が報告されている一方で [9]，アルコール性肝障害に対する FMT に関する知見はいまだ不足しており，さらなるエビデンスの蓄積が望まれています．近年，菌交代や耐性菌の出現などが問題となる抗生剤による腸内細菌叢への介入に代わる方法として，特異的な腸内細菌の除去が可能となるファージ療法 [10] も注目されてきています．今後の研究の進展により，アルコール使用障害に対する新たな治療法の開発の選択肢として期待されます．

## 文献

1) Mikami Y, et al. Macrophages and dendritic cells emerge in the liver during intestinal inflammation and predispose the liver to inflammation. PLoS One 2014; **9**: e84619

2) Taniki N, et al. Intestinal barrier regulates immune responses in the liver via IL-10-producing macrophages. JCI Insight 2018; **3**: e91980

3) Wiest R, et al. Targeting the gut-liver axis in liver disease. J Hepatol 2017; **67**: 1084-1103

4) Leclercq S, et al. Intestinal permeability, gut-bacterial dysbiosis, and behavioral markers of alcohol-dependence severity. Proc Natl Acad Sci U S A 2014; **111**: E4485-E4493

5) Sarin SK, et al Microbiome as a therapeutic target in alcohol-related liver disease. J Hepatol 2019; **70**: 260-272

6) Hartmann P, et al. Modulation of the intestinal bile acid/farnesoid X receptor/fibroblast growth factor 15 axis improves alcoholic liver disease in mice. Hepatology 2018; **67**: 2150-2166

7) Bajaj JS. Alcohol, liver disease and the gut microbiota. Nature reviews. Gastroenterol Hepatol 2019; **16**: 235-246

8) Grander C, et al. Recovery of ethanol-induced Akkermansia muciniphila depletion ameliorates alcoholic liver disease. Gut 2018; **67**: 891-901

9) Bajaj JS, Khoruts A. Microbiota changes and intestinal microbiota transplantation in liver diseases and cirrhosis. J Hepatol 2020; **72**: 1003-1027

10) Duan Y, et al. Bacteriophage targeting of gut bacterium attenuates alcoholic liver disease. Nature 2019; **575**: 505-511

# 8. アルコールによる消化器系臓器障害と治療のポイント

## ── E. 膵臓 ──

## ① 膵炎

> **ポイント**
>
> ● アルコールは急性膵炎，慢性膵炎の主たる成因である．
> ● アルコール性膵炎の発症と進展には，アルコールのみならず，その他の環境要因や遺伝的素因も関与している．
> ● 急性膵炎は，厚生労働省難治性膵疾患に関する調査研究班により定められた診断基準を用いて診断する．
> ● 慢性膵炎は，日本膵臓学会の慢性膵炎臨床診断基準を用いて診断する．
> ● 急性膵炎は，重症例では集学的な治療が必要である．
> ● 慢性膵炎の治療は，病期の違いや合併症の有無を考慮して行われる．

## 1. 病態

　アルコールは膵炎の主たる成因です．最新の本邦における全国調査によれば，急性膵炎の32.6％がアルコール性であり，男性例の42.8％，

女性例の 12.0％を占めています[1]．36 ヵ国 2,341,007 例のメタ解析では，アルコール性は 21％（95％CI 17〜25％）であり，胆石性（42％，95％CI 39〜44％）に次ぐ成因と報告されています[2]．慢性膵炎については，本邦の全国調査によれば 72.0％がアルコール性であり，男性例の79.1％，女性例の 37.6％を占めています[3]．

　膵炎発症につながる飲酒量の閾値は明らかでなく，少量の飲酒でも膵炎のリスクになる可能性があります．本邦における症例対照研究によれば，飲酒者における膵炎発症リスクは非飲酒者に比べて上昇しており，1 日の飲酒量が純エタノール換算 20 g 以上では飲酒量が多いほどオッズ比が高くなっていました[4]．Samokhvalov らによるシステマティックレビューによれば，慢性膵炎では男女ともに，急性膵炎では男性のみに，飲酒量と膵炎リスクの単調性の用量反応関係が認められましたが，女性の急性膵炎では用量反応関係が単調性でなく，飲酒量が 1 日 40 g 未満では膵炎リスクの低下が認められたと報告されています[5]．一方で，大量飲酒者すべてが膵炎を発症するわけではなく，大量飲酒者における膵炎発症は 20〜30 年間で 2〜3％に過ぎないとされています[6]．

　近年では，アルコール性膵炎の発症と進展を規定しているのはアルコールのみではなく，その他の環境要因や個体の遺伝的素因などの危険因子の関与も考えられるようになっています．喫煙者の多くが飲酒者ですが，喫煙も膵炎の危険因子であることが示されており[7]，相加的に膵炎リスクを高めている可能性があります．遺伝的素因の関与も示されており[8]，アルコール性膵炎は多因子疾患とみなされるようになっています．

# 2. 診断

　急性膵炎の診断は，本邦では 2008 年に厚生労働省難治性膵疾患に関する調査研究班により定められた診断基準[9]を用いて行います（**表 1**）．

## 表1　急性膵炎の診断基準

1. 上腹部に急性腹痛発作と圧痛がある.
2. 血中または尿中に膵酵素の上昇がある.
3. 超音波, CT または MRI で膵に急性膵炎に伴う異常所見がある.

上記3項目中2項目以上を満たし, ほかの膵疾患および急性腹症を除外したものを急性膵炎と診断する. ただし, 慢性膵炎の急性増悪は急性膵炎に含める.

(武田和憲ほか. 急性膵炎の診断基準・重症度判定基準最終改訂案, 厚生労働科学研究補助金難治性疾患克服研究事業難治性膵疾患に関する調査研究, 平成17年度総括・分担研究報告書, 2006: p.27-34 より引用)

①上腹部に急性腹痛発作と圧痛がある, ②血中または尿中に膵酵素の上昇がある, ③超音波, CT または MRI で膵に急性膵炎に伴う異常所見がある, の3項目中2項目以上を満たし, ほかの膵疾患および急性腹症を除外したものを急性膵炎と診断します. 慢性膵炎の急性増悪も急性膵炎に含まれます. また, 9項目の予後因子と造影 CT により重症度判定が行われ, 予後因子が3点以上, または造影 CT Grade 2 以上の場合は重症と診断されます.

　慢性膵炎の診断は, 慢性膵炎臨床診断基準[10] を用いて行われます (**表2**). 成因によりアルコール性と非アルコール性に分類されます. 診断項目は, ①特徴的な画像所見, ②特徴的な組織所見, ③反復する上腹部痛または背部痛, ④血中または尿中膵酵素の異常, ⑤膵外分泌障害, ⑥1日60 g以上 (純エタノール換算) の持続する飲酒歴または膵炎関連遺伝子異常, ⑦急性膵炎の既往, の7項目からなり, a. ①または②の確診所見, b. ①または②の準確診所見と, ③④⑤のうち2項目以上, の a, b のいずれかが認められる場合,「慢性膵炎確診」と診断されます. ①または②の準確診が認められる場合は「慢性膵炎準確診」, ③〜⑦のいずれか3項目以上と早期慢性膵炎の画像所見が認められる場合は,「早期慢性膵炎」と診断されます. また, 膵内外分泌機能の障害の程度により, 潜在期, 代償期, 移行期, 非代償期に分類されます[11].

表2　慢性膵炎臨床診断基準2019

**慢性膵炎の診断項目**
①特徴的な画像所見
②特徴的な組織所見
③反復する上腹部痛または背部痛
④血中または尿中膵酵素値の異常
⑤膵外分泌障害
⑥1日60g以上（純エタノール換算）の持続する飲酒歴または膵炎
　関連遺伝子異常
⑦急性膵炎の既往

慢性膵炎確診：a, bのいずれかが認められる.
　a. ①または②の確診所見
　b. ①または②の準確診所見と，③④⑤のうち2項目以上
慢性膵炎準確診：①または②の準確診所見が認められる.
早期慢性膵炎：③〜⑦のいずれか3項目以上と早期慢性膵炎の画像
所見が認められる.

（日本膵臓学会. 慢性膵炎臨床診断基準2019. 膵臓 2019; 34: 279-281
より許諾を得て転載）

# 3. 治療

## a）急性膵炎の治療（図1）

　急性膵炎は原則的に入院治療が行われ，呼吸・循環モニタリングと
初期治療を速やかに開始します[12]．初期治療は，絶食による膵の安静
（膵外分泌刺激の回避），十分な初期輸液，十分な除痛が基本となり，
重症度に応じたモニタリング，治療を行います．初診時に軽症であっ
ても後に重症化することがありますので，繰り返し重症度判定を行う
ことが重要です．重症例では，厳重な呼吸・循環管理，集学的な治療
が必要であり，重症急性膵炎患者に対応可能な施設での治療が必要に
なります．十分に輸液を行うとともに，呼吸・循環の維持，酸塩基平
衡・電解質バランスの補正などの臓器不全対策を行う必要があります．
重症例に対しては診断後48時間以内に経腸栄養を開始します．軽症例
では，臨床症状が軽度で全身状態が安定している場合には一般病棟で
の管理が可能です．

　アルコール性急性膵炎はアルコール依存症を背景として発症するこ

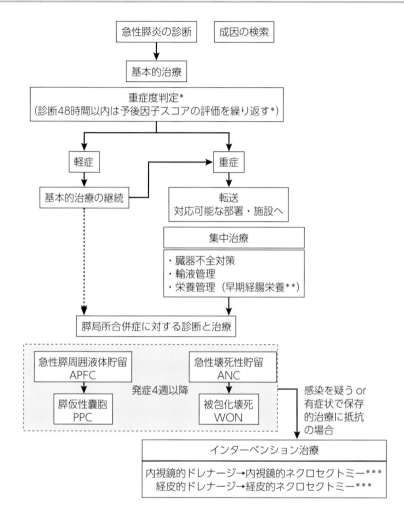

### 図1　急性膵炎の基本的診療方針

\* ：診断時，診断後 24 時間以内，24〜48 時間以内に判定を繰り返す．
\*\* ：診断後 48 時間以内に開始する．
\*\*\* ：ネクロセクトミーは，できれば発症 4 週間以降まで待機し，壊死巣が十分に被包
　　化された WON の時期に行うことが望ましい．（ただし，ドレナージが必要な際には
　　発症 4 週間待つ必要はない）
APFC：acute peripancreatic fluid collection, ANC：acute necrotic collec-
tion, PPC：pancreatic pseudocyst , WON：walled-off necrosis
（高田忠敬（編）．急性膵炎診療ガイドライン 2021（第 5 版），金原出版，p.24，2021
より許諾を得て転載）

とが多く，入院後の離脱症状がしばしば問題となります[13]．重症例の精神症状と鑑別が必要なことがあり，注意を要します．

　急性期を過ぎたあとは膵局所合併症（急性壊死性貯留や被包化壊死など）の評価を行い，局所合併症への感染を疑う場合にはインターベンション治療を考慮します[12]．インターベンション治療はステップアップ・アプローチで行います．ネクロセクトミーを行う場合には，可能であれば発症から4週間以上経過し，壊死が完全に被包化されてから行うのが望ましいとされます．

## b) 慢性膵炎の治療（図2）

　慢性膵炎は，病期の違いや合併症の有無によって多彩な臨床像を呈します．代償期には，繰り返す腹痛・背部痛の治療や膵炎発作（急性増悪）の予防が中心となります[11]．アルコール性慢性膵炎に対しては，断酒指導，禁煙指導を中心とした生活指導を行い，腹痛・背部痛がある場合には短期的な脂肪制限を行います．アルコール飲料はアルコールのほかに栄養素をほとんど含んでいないため，アルコール依存症に準

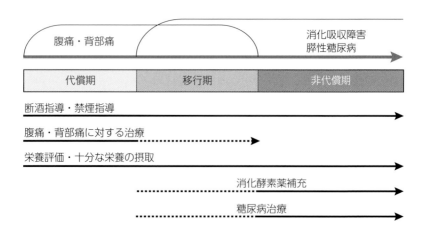

図2　慢性膵炎の病期と治療

じた栄養評価，栄養管理が必要です．疼痛に対する薬物療法として，非ステロイド性抗炎症薬（NSAIDs）を用い，無効な場合は弱オピオイドを使用します．弱オピオイドが無効な場合には，内視鏡的治療や外科的治療を検討します．難治性疼痛に対しては，強オピオイドの使用を検討することもありますが，依存性に注意が必要です．膵外分泌刺激抑制の抗コリン薬や膵酵素活性化を抑制する蛋白分解酵素阻害薬も用いられます．疼痛を有する慢性膵炎の膵管狭窄，膵石に対しては，内視鏡的治療（＋ESWL）を検討します．内科的治療に抵抗性の難治性疼痛や合併症に対しては外科的治療を検討します．

　非代償期には，膵内外分泌機能低下による消化吸収不良症状，栄養障害および糖尿病の治療が中心となります．まず，食事摂取状況を確認し，身体活動量に応じた十分なエネルギー量が摂取されていることを確認します．膵外分泌機能不全を疑う場合には，慢性膵炎の画像所見を確認のうえ，膵外分泌機能検査を行い，膵消化酵素薬の適応を検討します．糖尿病の治療は，インスリン抵抗性が疑われる，またはインスリン分泌能が保たれている糖尿病患者に対しては経口血糖降下薬が有用ですが，インスリン依存状態であればインスリン療法が必要になります．

　慢性膵炎は膵癌の危険因子であり，経過観察にあたっては膵癌発症を常に念頭に置く必要があります．

## c）断酒指導

　飲酒はアルコール性急性膵炎から慢性膵炎へと病態を進行させる危険因子であり[5]，またアルコール性慢性膵炎患者が断酒に成功した場合，腹痛消失率が高く，死亡率も低下することから[14]，断酒はアルコール性膵炎の予後改善に重要です[11]．アルコール依存症と同様に永続的な禁酒を意味する「断酒」を指導することが原則です．断酒できない場合には飲酒量を減らすことから始め，飲酒による害をできるだけ減らすという「ハームリダクション」の概念が提唱されています[15]．そのうえで，対応が難しい場合には専門医療機関に紹介します．

# 文献

1) Masamune A, et al. Clinical practice of acute pancreatitis in Japan: an analysis of nationwide epidemiological survey in 2016. Pancreatology 2020; **20**: 629-636

2) Zilio MB, et al. A systematic review and meta-analysis of the aetiology of acute pancreatitis. HPB (Oxford) 2019; **21**: 259-267

3) Masamune A, et al. Nationwide epidemiological survey of chronic pancreatitis in Japan: introduction and validation of the new Japanese diagnostic criteria 2019. J Gastroenterol 2020; **55**: 1062-1071

4) Kume K, et al. Alcohol consumption and the risk for developing pancreatitis: a case-control study in Japan. Pancreas 2015; **44**: 53-58

5) Samokhvalov AV, et al. Alcohol consumption as a risk factor for acute and chronic pancreatitis: a systematic review and a series of meta-analyses. EBioMedicine 2015; **2**: 1996-2002

6) Lankisch PG, et al. What is the risk of alcoholic pancreatitis in heavy drinkers? Pancreas 2002; **25**: 411-412

7) Aune D, et al. Tobacco smoking and the risk of pancreatitis: a systematic review and meta-analysis of prospective studies. Pancreatology 2019; **19**: 1009-1022

8) Chen JM, et al. Scale and scope of gene-alcohol interactions in chronic pancreatitis: a systematic review. Genes (Basel) 2021; **12**: 471

9) 武田和憲ほか．急性膵炎の診断基準・重症度判定基準最終改訂案，厚生労働科学研究補助金難治性疾患克服研究事業難治性膵疾患に関する調査研究．平成 17 年度総括・分担研究報告書，2006: p.27-34

10) 日本膵臓学会．慢性膵炎臨床診断基準 2019．膵臓 2019; **34**: 279-281

11) 日本消化器病学会（編）．慢性膵炎診療ガイドライン 2021（改訂第 3 版），南江堂，2021

12) 高田忠敬（編）．急性膵炎診療ガイドライン 2021（第 5 版），金原出版，2021

13) 下瀬川　徹ほか．急性膵炎の徴候と診断基準．外科治療 2009; **100**: 323-332

14) Hayakawa T, et al. Chronic alcoholism and evolution of pain and prognosis in chronic pancreatitis. Dig Dis Sci 1989; **34**: 33-38

15) 新アルコール・薬物使用障害の診断治療ガイドライン作成委員会（監修），樋口進ほか（編）．新アルコール・薬物使用障害の診断治療ガイドライン，新興医学出版社，2018

# ② 膵癌

**ポイント**

- ●膵癌の発生には遺伝子変異と慢性炎症が関与している.
- ●アルコールは膵に慢性炎症を引き起こすことで,膵癌の発生リスクとなる.
- ●アルコールによる慢性膵炎は膵癌の早期発見を困難とする要因になる.

　膵癌は最も予後の悪い癌のひとつです.5年相対生存率は8.5％と極めて低く,罹患者数および死亡者数は年々増加傾向にあります.膵癌はその早期発見の困難さのために発見時にはすでに進行癌であることが多く,また,膵癌に対する化学療法は有効な組み合わせや特定の遺伝子変異を標的とした分子標的治療薬が報告されつつありますが,その効果はいまだ十分とはいえません.そのため,予後改善のためには早期に発見し,根治手術を行うことが重要です.早期発見のためには膵癌発生のリスクファクターを知り,高リスク群を拾い上げ,適切なスクリーニングを施行する必要があります.本項では,膵癌のリスクファクターという観点から,アルコール摂取と膵癌発生の関連性について論じます.

## 1. 膵発癌における遺伝子変異と炎症の役割

　膵癌は pancreatic intraepithelial neoplasia（PanIN）と呼ばれる前癌病変を経て発癌するとされています[1].KRAS 遺伝子の変異に始まり,

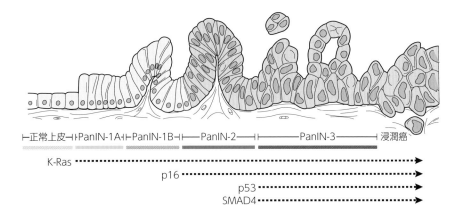

├正常上皮┤├PanIN-1A┤├PanIN-1B┤├ PanIN-2 ┤├ PanIN-3 ┤ 浸潤癌

K-Ras •••••••••••••••••••••••••••••••••••••••••••••••••••••••••••••••▶
p16 ••••••••••••••••••••••••••••••••••••••••••▶
p53 •••••••••••••••••••••••••▶
SMAD4 •••••••••••••••••••••••••▶

**図1　PanIN を経て浸潤癌にいたるまでの主な遺伝子変異**
(Maitra A, et al. Mod Pathol 2003; 16: 902-912 Figure 3 より許諾を得て転載)

　癌抑制遺伝子である CDKN2A/p16，TP53，SMAD4 遺伝子の欠失や変異が加わることで PanIN から浸潤癌にいたる多段階発癌モデルが提唱されています [2~4]（**図1**）．加えて，癌細胞と間質細胞の相互作用や PD-L1 を介した免疫監視機構からの回避など，癌周囲微小環境における膵癌の進展機構についての知見が集積されています．

　さらに，膵特異的に変異型 K-Ras 蛋白を胎生期より発現する遺伝子変異マウスを用いた最近の研究では発癌における炎症の関与も明らかになってきました．膵臓特異的に KRAS 変異のみを有するマウスでは膵全体に PanIN 病変は出現するものの，長期に経過しないと浸潤癌にはいたらないことがほとんどですが，TP53 の発現を KRAS 変異に加えて抑制することで比較的早期に浸潤癌が発生することがわかっています．しかし，この膵特異的 KRAS 変異マウスに，コレシストキニンアナログであるセルレインを投与することで膵の慢性炎症を誘導すると，TP53 の発現を抑制した場合と同様に早期に浸潤癌が発生することが報告されています．また，セルレイン投与により膵の慢性炎症を事前に誘導してから，変異型 K-Ras 蛋白を炎症誘導ののちに発現させた場合

においても，浸潤癌が発生することがわかっています[5]．つまり，膵癌発生には，順序を問わず KRAS 変異と膵炎症の2つの要素が重要な役割を持つことが示唆されます．

## 2. 膵癌のリスクファクターとしてのアルコール摂取

膵癌診療ガイドライン 2019 年版では膵癌のリスクファクターとして，膵癌家族歴や遺伝性膵癌症候群，慢性膵炎・膵管内粘液性囊胞性腫瘍（IPMN）・膵囊胞といった膵疾患，糖尿病や肥満といった生活習慣病のほか，様々な因子があげられています（**表 1**）[6]．嗜好歴としては，日

**表 1　膵癌のリスクファクター**

| | |
|---|---|
| 家族歴 | 膵癌家族歴，家族性膵癌<br>膵癌以外の家族歴 |
| 遺伝性 | 遺伝性乳癌卵巣癌症候群<br>Peutz-Jeghers 症候群<br>家族性異型多発母斑黒色腫症候群<br>家族性大腸腺腫ポリポーシス<br>遺伝性非ポリポーシス大腸癌（Lynch 症候群）<br>遺伝性膵炎 |
| 生活習慣病 | 糖尿病<br>肥満 |
| 膵疾患 | 慢性膵炎<br>膵管内乳頭粘液性腫瘍<br>膵囊胞 |
| 嗜好 | 喫煙<br>飲酒 |
| その他 | 職業（塩素化炭化水素の曝露）<br>血液型（非 O 型）<br>ヘリコバクター・ピロリ感染<br>胃潰瘍の既往<br>B 型ウイルス感染<br>歯周病・歯周炎 |

本人においてのメタ解析では喫煙は膵癌の発生リスクは 1.68 倍で，遺伝性膵癌などのほかの膵癌リスクファクターを有する患者の膵癌発生リスクを増加させるとも報告されています [7,8]．

　アルコール摂取が膵癌の発生に与える影響についての研究は複数ありますが，これまでのところ結果は一定の見解を得ていません．膵癌の 2,187 例を対象とした 14 のコホート研究のプール解析では，患者が 1 日あたり 30 g を超えるアルコールを摂取するとリスクが 22% 増加することが報告されています [9]．また，近年発表されたメタ解析では，1 日あたり 24 g 未満の低・中程度のアルコール摂取は膵発癌との関連性はありませんが，1 日あたり 24 g 以上と高度のアルコール摂取は膵癌のリスクが 15% 増加することが判明しました [10]．また，報告によっては男女差やアルコールの種類によっても，アルコールの膵発癌への影響が異なるといった検討もなされており，今後のさらなる知見の集積が期待されます．また，アルコールは慢性膵炎を引き起こす要因であり，慢性膵炎が膵癌のリスクファクターであることは過去の疫学研究により明確です．また，メタ解析では，慢性膵炎での膵癌の発生リスクは 13.3 倍と高率でした [11]．また，慢性膵炎の診断後に飲酒を続けた患者は慢性膵炎の診断後に禁酒した患者よりも膵癌の発生率が有意に高かったとの報告もあります（図 2）[12]．

　アルコールによる膵における慢性炎症の誘導，発癌にいたるメカニズムは以下のように考えられています．膵臓におけるエタノール代謝は主に腺房細胞で行われ，酸化的および非酸化的経路によって代謝し，アセトアルデヒドや脂肪酸エチルエステル（FAEE）といった代謝物が生成されています．主要な酸化的酵素系はアルコールデヒドロゲナーゼまたはチトクローム P450 系を使用し，非酸化的経路は FAEE 合成酵素経路を使用しています．これらの代謝物が複合的に作用することで，膵の炎症誘導や発癌につながるとされています [13]．ほかにも細胞老化や膵星細胞との相互作用，免疫監視機構からの回避などが関与しているとされていますが，いまだ不明なことも多いというのが現状です．

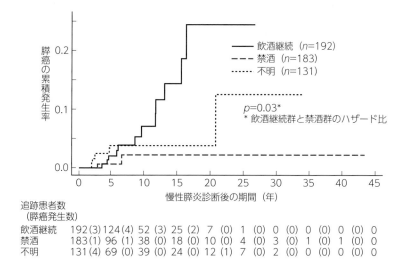

図2　慢性膵炎患者は飲酒継続すると膵癌発生リスクが上昇する
(Ueda J, et al. Surgery 2013; 153: 357-364 より作成)

## 3.　慢性膵炎患者における膵癌の診断

　慢性膵炎に合併した膵癌を早期発見，診断することは非常に困難です．その理由は慢性膵炎患者では，膵実質の萎縮，主膵管拡張が存在していることが多く，膵癌の早期所見として注目されている膵萎縮や主膵管拡張所見と重複しており，区別することが難しいからです．また，膵実質石灰化や膵石の存在も，超音波内視鏡（EUS）での膵観察においてスクリーニングを困難にするためにさらに膵癌の早期発見は難しくなります．以上のことから，実臨床では慢性膵炎患者では進行した癌として膵癌が発見されることが多くなります．「慢性膵炎診療ガイドライン2021」においても，慢性膵炎患者への癌のスクリーニング検査は行うように提案されてはいるものの，その適切な検査法や施行間隔

については明示されておらず，今後の課題となっています[14].

＊　　　　＊　　　　＊

　アルコール多飲者に対する膵癌診療において重要な点は，アルコール自体が膵癌のリスクファクターである可能性があること，また，慢性膵炎にいたった場合はさらに膵癌リスクの高い群となることを認識することです．そして，減酒・断酒指導をしたうえで，膵癌の家族歴や遺伝性膵炎，糖尿病，喫煙といったほかの膵癌のリスクファクターも聴取しつつ，膵癌合併のハイリスク群として定期的なスクリーニング検査を行っていく必要があります．膵癌発生の分子機序解明や適切なスクリーニング検査法・施行間隔の確立など，いまだ検討すべき課題は多いものの，今後さらなる知見の集積により膵癌の予後改善につながることが期待されます．

## 文献

1)　Hruban RH, et al. Progression model for pancreatic cancer. Clin Cancer Res 2000; **6**: 2969-2972

2)　Koorstra JBM, et al. Pancreatic carcinogenesis. Pancreatology 2008; **8**: 110-125

3)　Hingorani SR, et al. Trp53R172H and KrasG12D cooperate to promote chromosomal instability and widely metastatic pancreatic ductal adenocarcinoma in mice. Cancer Cell 2005; **7**: 469-483

4)　Hingorani SR, et al. Preinvasive and invasive ductal pancreatic cancer and its early detection in the mouse. Cancer Cell 2003; **4:** 437-450

5)　Guerra C, et al. Chronic pancreatitis is essential for induction of pancreatic ductal adenocarcinoma by K-Ras oncogenes in adult mice. Cancer Cell 2007; **11**: 291-302

6)　日本膵臓学会膵癌診療ガイドライン改訂委員会（編）．膵癌診療ガイドライン 2019 年版　http://www.suizou.org/

7)　Matsuo K, et al. Cigarette smoking and pancreas cancer risk: An evaluation based on a systematic review of epidemiologic evidence in the Japanese population. Jpn J Clin Oncol 2011; **41**: 1292-1302

8)　Luo J, et al. Body mass index, physical activity and the risk of pancreatic cancer in relation to smoking status and history of diabetes: a large-scale population-based cohort study in Japan: The JPHC study. Cancer Causes Control 2007; **18**: 603-612

9)　Genkinger JM, et al. Alcohol intake and pancreatic cancer risk: A pooled analysis of fourteen cohort studies. Cancer Epidemiol Biomarkers Prev 2009; **18**: 765-776

10)　Wang YT, et al. Association between alcohol intake and the risk of pancreatic cancer: a dose-response meta-analysis of cohort studies. BMC Cancer 2016; **16**: 212.

11)　Raimondi S, et al. Pancreatic cancer in chronic pancreatitis: aetiology, incidence, and early detection. Best Pract Res Clin Gastroenterol 2010; **24**: 349-358

12）Ueda J, et al. Surgery for chronic pancreatitis decreases the risk for pancreatic cancer: a multicenter retrospective analysis. Surgery 2013; **153**: 357-364

13）Gukovskaya AS, et al. Ethanol metabolism and transcription factor activation in pancreatic acinar cells in rats. Gastroenterology 2002; **122**: 106-118

14）日本消化器病学会（編）．慢性膵炎診療ガイドライン 2021（改訂第 3 版），南江堂，2021

# ③ 糖尿病

## ポイント

- アルコールは血糖コントロールの不安定化につながることがある.
- 糖尿病患者のアルコール摂取量の上限は 25g/日が目安である.
- アルコールは低血糖の誘因になることがある.

## 1. 病態

　糖尿病はインスリン作用不足による慢性の高血糖状態を主徴とする代謝疾患群です. アルコールは栄養学的には 1 g あたり 7 kcal のエネルギー源となりますが, ビタミンやミネラル, 食物繊維などのほかの栄養素を含まず, ほかの栄養素と置き換えることができないという特徴があります. アルコールが糖尿病の病態に及ぼす影響は, アルコールの分解産物がインスリン作用を抑制すること, アルコール自体が高カロリーであること, アルコールによる食欲増進作用のために摂食量が増えること, アルコールが膵炎を誘発することなどです. 一方で, アルコールは肝臓での糖新生を抑制し低血糖の誘因となることがあり, 特にインスリンやスルホニル尿素 (SU) 薬, 速効型インスリン分泌促進薬 (グリニド薬) などの薬物使用時に低血糖を起こしやすくなります. このようにアルコールは糖尿病の病態や治療に影響を及ぼすため, アルコール摂取は血糖コントロールの不安定化につながることがあります[1].

# 2. 診断・評価

　糖尿病は大きく3つの型に分類されます．自己免疫的機序により膵β細胞が障害され，インスリン分泌が障害されて発症するのが1型糖尿病です．それに対し，インスリン分泌低下やインスリン抵抗性をきたす複数の遺伝素因に，過食や運動不足などの生活習慣が環境因子として加わり，インスリン作用不足を生じて発症するのが2型糖尿病です．その他に，単一遺伝子異常や薬剤，膵疾患や肝疾患などによって生じる糖尿病は，その他の型の糖尿病と分類されます．アルコールの多飲による慢性膵炎や肝硬変から，その他の型の糖尿病を発症することもありますが，アルコール摂取は生活習慣の一部ですので，生活習慣と関連が深く，また糖尿病のなかで最も頻度が高い2型糖尿病とアルコールの関係を主に本項では解説したいと思います．

　アルコール摂取と2型糖尿病の発症リスクに関しては，いくつかの研究結果が報告されています．Baliunas らは，中等度（男性で 22 g，女性で 24 g 程度）の飲酒であれば糖尿病の発症リスクが低下しますが，大量のアルコール摂取（男性で 60 g，女性で 50 g 程度）では，そのような効果は認めないと報告しています[2]．Li らもアルコールの摂取量が1日で 24 g 以下であれば，アルコール摂取は糖尿病発症リスクを低下させると報告しています[3]．Huang らは，これらの適切な量のアルコール摂取による糖尿病発症リスクの低下はビールや蒸留酒に比べて，ワインによく認められると報告しています[4]．このように，アルコール摂取と糖尿病発症の関係については，適切な量のアルコール摂取は糖尿病リスクをむしろ減少させますが，その関係は U カーブ現象を示しており，アルコール摂取が多量になると，アルコール摂取により糖尿病発症リスクが低下するという現象は認められなくなるという共通した結果になっています．血糖コントロールとアルコール摂取の関係に関しても，Ahmed らは1日あたり 15〜40 g のアルコール摂取群のHbA1c が最も低値であり，やはり U カーブ現象を認めると報告しています[5]．

　アルコールが耐糖能を改善する機序として，アルコールによるインスリン感受性亢進作用を示唆する研究結果もありますが[6]，これらの研究結果から糖尿病を予防したり，また血糖コントロールを改善したりするために飲酒を勧めることは推奨されません．アルコール摂取には食事内容や健康状態を含め様々な交絡因子がありますので，それらの影響を受けている可能性は十分に考えられます．また，これらの研究は国外のデータであり，これらの研究で対象としていた人種と日本人とではアルコールの代謝も異なりますので，注意が必要です．実際に日本人を用いた検討では少量のアルコールでもインスリン分泌が低下するという報告もあります[7]．

　次に，糖尿病合併症とアルコールの関係についても概説します．Beulens らの 1 型糖尿病における研究では中等度の飲酒者（週あたり 30〜70 g）では，神経障害・網膜症・腎症といった細小血管合併症リスクが減少するという報告があります[8]．また，Blomster らは 2 型糖尿病において，中等度の飲酒者（男性：24 g/日，女性：16 g/日）では細小血管合併症リスクが減少していると報告しています[9]．Blomster らの報告では，心血管イベントや総死亡も中等度の飲酒者ではやはり減少しており，Koppes らも中等度の飲酒者（6 g/日）では心血管イベントや心血管死のリスクが低下することを報告しています[10]．

　糖尿病の発症リスクにおける研究結果と同様に，糖尿病合併症に関してもアルコールの摂取量によってはリスクが低下することが報告されていますが，やはり交絡因子の影響は否定できません．日本人を用いた検討では飲酒習慣があるほうが心血管死のリスクが低いという報告もありますが[11]，アルコール摂取者の心血管イベントリスク減少は認めないという報告もあり[12]，やはりアルコールと糖尿病合併症リスクの関係には人種差があると考えられますので，慎重に考える必要があります．

# 3. 治療

　糖尿病の一般的な治療法に関しては，紙面の制約もありますので本項では割愛し，糖尿病患者のアルコール摂取時における注意について概説します．

　「診断・評価」で述べましたように，アルコール摂取と糖尿病発症リスク，血糖コントロール，細小血管障害や動脈硬化性疾患の発症リスクとの関係に関しましては解釈が難しいところもありますが，大量の飲酒が望ましくないことや，摂取量によっては許容される範囲もあると考えられることから，日本糖尿病学会の「糖尿病診療ガイドライン2019」では糖尿病患者におけるアルコール摂取量の上限を 25 g/日を目安としています[13]．アルコール量の計算式は**図1**のようになっていますが，おおむね日本酒であれば1合，ビールは中瓶1本（500 mL），焼酎（アルコール度数25度）110 mL，ウイスキーダブル1杯，ワイン2杯程度であれば，許容されると思われます．

　澤田らの検討では週に1回以上の外食頻度のある男性では特にアルコール摂取量が多いと報告されており[14]，アルコール摂取は食習慣を含めた患者のライフスタイルとも密接に関連するので，管理栄養士や看護師と連携した診療も重要と思われます．

　アルコール摂取は食習慣を含めた患者のライフスタイルとも密接に関連するので，管理栄養士や看護師と連携した診療も重要と思われます．

---

アルコール量 (g) ＝ お酒の量 (mL) ×アルコール度数 (%) × 0.8

---

図1　アルコール量の計算式

　糖尿病の薬物治療に関しては，大量飲酒者においてビグアナイド薬は乳酸アシドーシスのリスクが高くなりますので，使用しないようにします．また，「病態」の項目でも述べましたが，アルコールは低血糖の誘因となることがありますので，飲酒習慣のある糖尿病患者で，インスリンやSU薬，グリニド薬を使用している場合は注意をしてください．アルコール性の慢性膵炎をきたし内因性インスリン分泌が著明に障害されている場合にはインスリン治療が必須になります．また，アルコール性肝障害で肝機能が著明に低下している場合には，経口血糖降下薬の使用には注意が必要になりますので，処方に際しては薬剤師ともよく連携することが望ましいと思われます．

## 文献

1)　日本糖尿病学会（編・著）. 糖尿病専門医研修ガイドブック，第8版，診断と治療社，2020: p.207
2)　Baliunas DO, et al. Alcohol as a risk factor for type 2 diabetes: a systematic review and meta-analysis. Diabetes Care 2009; **32**: 2123-2132
3)　Li XH, et al. Association between alcohol consumption and the risk of incident type 2 diabetes: a systematic review and dose-response meta-analysis. Am J Clin Nutr 2016; **103**: 818-829
4)　Huang J, et al. Specific types of alcoholic beverage consumption and risk of type 2 diabetes: a systematic review and meta-analysis. J Diabetes Investig 2017; **8**: 56-68
5)　Ahmed AT, et al. The relationship between alcohol consumption and glycemic control among patients with diabetes: the Kaiser Permanente Northern California Diabetes Registry. J Gen Intern Med 2008; **23**: 275-282
6)　Schrieks IC, et al. The effect of alcohol consumption on insulin sensitivity and glycemic status: a systematic review and meta-analysis of intervention studies. Diabetes Care 2015; **38**: 723-732
7)　Miyagi S, et al. Moderate alcohol consumption is associated with impaired insulin secretion and fasting glucose in non-obese non-diabetic men. J Diabetes Investig 2021; **12**: 869-876
8)　Beulens JW, et al. Consumption and risk of microvascular complications in type 1 diabetes patients: the EURODIAB Prospective Complications Study. Diabetologia 2008; **51**: 1631-1638
9)　Blomster JI, et al. The relationship between alcohol consumption and vascular complications and mortality in individuals with type 2 diabetes. Diabetes Care 2014; 37: 1353-1359
10)　Koppes LL, et al. Meta-analysis of the relationship between alcohol consumption and coronary heart disease and mortality in type 2 diabetic patients. Diabetologia 2006; **49**: 648-652
11)　Nakamura Y, et al. Alcohol intake and 19-year mortality in diabetic men: NIPPON

DATA80. Alcohol 2009; **43**: 635-641

12) Sone H, et al. Alcohol use and diabetes mellitus. Ann Intern Med 2004; **141**: 408-409

13) 日本糖尿病学会（編・著）．糖尿病診療ガイドライン 2019，南江堂，2019: p.44-45

14) 澤田美佳ほか．糖尿病患者の食品群別摂取量に関連する食生活背景の検討．糖尿病 2022; **65**: 48-58

# 索 引

## 消化器科医のためのアルコール臓器障害診療マニュアル ― 減酒療法のススメ

| | |
|---|---|
| 2022 年 11 月 10 日　発行 | 編集者　吉治仁志 |
| | 発行者　小立健太 |
| | 発行所　株式会社 南 江 堂 |
| | 〒113-8410 東京都文京区本郷三丁目 42 番 6 号 |
| | ☎(出版)03-3811-7236　(営業)03-3811-7239 |
| | ホームページ https://www.nankodo.co.jp/ |
| | 印刷・製本 日経印刷 |
| | 装丁 渡邊真介 |

Alcoholic Organ Damage Treatment Manual for Gastroenterologists: Recommendation of
Alcohol Reduction Therapy
© Nankodo Co., Ltd., 2022